Éthique et pratique médicale
fondée par Richard Moreau
Collection dirigée par Roger Teyssou

La collection « Éthique et pratique médicale » est une tribune qui permet à tous les acteurs du monde de la santé, professionnels, enseignants, administrateurs, économistes et patients d'exposer leurs opinions, de décrire leur expérience et de proposer des solutions aux problèmes posés par une profession en pleine mutation, et ce en toute indépendance et en conformité avec la déontologie et les bonnes pratiques médicales.

Dernières parutions

Alain GOLDCHER, *Bien vivre avec un « oignon ». Questions/réponses illustrées sur l'hallux valgus, le trouble statique le plus fréquent*, 2021.
Jeannot BAANITSE, *Soins palliatifs en RD Congo et en Afrique. Appel à la promotion et l'intégration,* 2021.
François MATH, *La recherche médicale française. Hier on la trouvait, aujourd'hui on la cherche,* 2021.
Jacques MORNAT, *Choix et médecine*, 2021.
Philippe VIARD, *On n'est jamais assez vieux pour faire un mort, Repenser les soins pour les personnes dans les services de longue durée*, 2021.
Justine DIEHL, *Vaccins, Entre méfiance et adhésion*, 2021.
Jean-Yves DE LA CAFFINIÈRE, *50 ans de pratique chirurgicale. Pensées parallèles,* 2021.
David LERICHE, *Equilibre et motricité chez les personnes âgées, la liaison œil-pied*, 2020.
Bernard JURTH, *Vivre mieux à tout âge grâce à l'ostéopathie, Suivi de Journal d'un voyage aux sources de l'ostéopathie*, 2020.
Claire GRAND, *Les maladies expliquées aux enfants. Microbes et compagnie,* 2020.
Jean-Yves DE LA CAFFINIÈRE, *La prise de décision médicale, Un art ou une science ?, Essai*, 2019.
Khadija Chahraoui & Antoine Bioy, *Corps et Traumatismes Théories et sens de la maladie*, 2018.

LA CLINIQUE ET LA RELATION MÉDECIN-MALADE AUJOURD’HUI

5-7, rue de l'École-Polytechnique, 75005 Paris

http://www.editions-harmattan.fr

ISBN : 978-2-343-25060-1
EAN : 9782343250601

Alain Jean

La clinique et la relation médecin-malade aujourd'hui

L'Harmattan

Du même auteur

La vieillesse n'est pas une maladie, Albin Michel, 2015.

Dictionnaire impertinent de la vieillesse (Ouvrage collectif), Érès,2017.

CHAPITRE 1

La clinique et la relation médecin-malade aujourd'hui

La mort de la clinique est un thème très discuté aujourd'hui. Il existe de nombreuses justifications à ce débat[1]. Certains, d'ailleurs, ont senti le vent avec raison. Ainsi l'Académie de Médecine a organisé un cycle de conférences sur le thème : « Mort de la Clinique ? » en 2011. En effet, si l'on observe avec un œil « froid » ce qui se passe dans les consultations, lieu privilégié s'il en est, de la rencontre et d'un éventuel dialogue entre le médecin et « son » malade, on s'aperçoit que la technologie se taille la part du lion et occupe presque toute la place (débauche d'examens complémentaires, en particulier d'imagerie, listings impressionnants d'examens biologiques). L'examen clinique a quasiment disparu. S'agit-il d'une bonne ou d'une mauvaise chose ? Le rétrécissement de l'examen clinique ne signifie pas, à proprement parler, que disparaît la relation médecin-malade. Néanmoins, la clinique, qui inclut en son sein la relation médecin-malade, doit être aujourd'hui totalement repensée eu égard à l'apparition de nouvelles technologies de toutes natures qui contribuent à la précision et à la certitude du diagnostic.

Les « explications » que le médecin fournit au malade semblent souvent mal comprises par celui à qui elles sont censées s'adresser. Il est fréquent que le médecin parle à son patient comme s'il s'adressait à un confrère avec qui il partagerait la même problématique. Le médecin, en de nombreuses circonstances, ne sait pas se mettre à la portée du malade. Les préoccupations de l'un et de l'autre se croisent sans jamais se rencontrer. Les propos tenus par certains médecins à leur malade se basent sur des

[1] Michel Bass Mort de la clinique Editions L'Harmattan

explications purement rationnelles qui fondent la connaissance médicale du praticien. Ce qui vient d'être dit vaut surtout pour les jeunes médecins. Par la suite, les choses s'améliorent car le praticien se rend compte que son discours n'est pas adapté et pas entendu. Mais le médecin récemment diplômé n'a pas été formé à cela. La « médecine scientifique » constitue une telle certitude pour un certain nombre de médecins, qu'ils sont dans une incapacité quasi-totale d'entendre le discours du malade, d'entendre ses angoisses, ils ne savent qu'administrer à celui dont le soin leur incombe les résultats de telle ou telle étude, données statistiques à l'appui… Tellement est grande leur conviction de l'infaillibilité et de la toute-puissance de la médecine qu'ils en deviennent autistes et imperméables à la souffrance d'autrui. Il ne faudrait pas que la technologie emporte tout sur son passage. La qualité de la relation médecin-malade reste une donnée incontournable que personne ne peut mettre en doute. Et elle met en jeu, bien au-delà des données scientifiques, l'ambivalence omniprésente dans ce que j'appellerai un « partenariat » qui n'est pas exempt d'affects, de projections, d'identifications…

CHAPITRE 2

Cette mort n'est-elle pas une mort annoncée ?

Lorsqu'on réexamine la périodisation que propose Foucault dans « Naissance de la clinique », il la présente comme une succession de ruptures. A rebours d'une éventuelle conception de connaissances qui se cumuleraient. Michel Foucault, en effet, périodise rupture après rupture : d'abord, la médecine nosographique [1] puis la médecine des épidémies puis la médecine clinique et anatomo-pathologique. Il est permis de se demander si, au sein même des hypothèses que Foucault déploie dans « Naissance de la clinique », on ne peut pas y lire en filigrane la mort annoncée de la même clinique. Ainsi, au fil de la lecture de « Naissance de la clinique » : « Pour connaître la vérité du fait pathologique, le médecin doit abstraire le malade »[2], « Ce qui définit l'acte de la connaissance médicale dans sa forme concrète, ce n'est donc pas la rencontre du médecin et du malade »[3].

En effet, dans le processus d'établissement des connaissances sur les maladies et les pathologies, il faut à un moment donné (spécialement au moment initial, alors que la connaissance est balbutiante, voire inexistante) "extraire" la maladie du malade ; on se trouve dans l'obligation de la désincarner afin de l'établir en tant que réalité autonome et lui donner la consistance d'une entité bien délimitée. Canguilhem écrit[4] : « le clinicien moderne adopte plus volontiers le point de vue du physiologiste que celui de malade. C'est sans doute en raison de ce fait massif d'expérience médicale que les symptômes morbides

---

[1] Nosographie : distribution méthodique dans laquelle les maladies sont groupées par classes, ordres, genre et espèces (dictionnaire Littré)
[2] Michel Foucault Naissance de la clinique Edition PUF p.26
[3] Ibidem p.54
[4] Georges Canguilhem Le normal et le pathologique Edition PUF p.65

subjectifs et les symptômes objectifs se recouvrent rarement. » Et citant Leriche, Canguilhem met à plat les contradictions incontournables inhérentes à la triangulation malade-maladie-médecin : « Si l'on veut définir la maladie, il faut la déshumaniser » puis « La maladie qui n'a jamais existé dans la conscience de l'homme se met à exister dans la science du médecin » et enfin « C'est le point de vue du malade qui est au fond le vrai. » C'est un point de vue qui se situe à contre-courant de l'opinion majoritaire chez les médecins. Il tire à l'évidence la maladie du côté du patient, c'est-à-dire de l'illness[1].

Canguilhem ajoute dans un autre texte[2] : « La médecine d'aujourd'hui s'est fondée, avec l'efficacité qu'il faut lui reconnaître, sur la dissociation progressive de la maladie et du malade, apprenant à caractériser le malade par la maladie plutôt qu'à identifier une maladie d'après le faisceau de symptômes spontanément présentés par le malade. Maladie renvoie davantage à médecine qu'à mal. Quand un médecin parle de maladie de Basedow, c'est-à-dire de goître exophtalmique, il désigne un état de dysfonction endocrinienne dont l'énoncé des symptômes, le diagnostic étiologique, le pronostic et la décision thérapeutique sont soutenus par une succession de recherches cliniques et expérimentales, d'examens de laboratoire, au cours desquels les malades ont été traités non comme les sujets de leur maladie mais comme des objets. »

Cette proclamation forte de Georges Canguilhem selon laquelle « la médecine traiterait les malades non comme des sujets mais comme des objets » va nous servir de fil conducteur tout au long de ce livre.

---

[1] La question du disease et de l'illness sera développée dans un chapitre ultérieur

[2] Georges Canguilhem Ecrits sur la médecine Ed. du Seuil p.35

Le problème probablement le plus important de la médecine actuelle réside dans la dégradation de la relation médecin-malade. Elle aboutit à l'absentement du malade (qui est physiquement présent mais qu'on n'entend plus) ; c'est bien cette question qui doit être au centre de la réflexion contemporaine sur le renouvellement de la clinique. Et à y réfléchir plus profondément, si le malade paraît absenté, c'est, en réalité, l'arbre qui cache la forêt : c'est bel et bien la médecine qui s'absente. Car forcément le malade, inscrit dans son être de malade, est toujours présent. Un symptôme, ça insiste. Si la biologie, la chimie, la science et la technique en général soignent, c'est au sens où il y a du symptôme. La médecine existe en tant que modèle ayant ses lois propres portant sur la clinique et dont on dira, avec Hippocrate, qu'elle est fondée sur l'observation qui autorise dans sa suite un pronostic. L'observation, aidée de tout l'appareil technique nécessaire, ainsi que le fait d'entendre et de tenir compte du sujet malade fixent, sous le nom de médecine, une science d'un modèle spécifique dont l'objectif principal est la recherche des causes rationnelles de la maladie.

Hippocrate a, certes, existé en tant qu'individu. Mais les écrits attribués à Hippocrate sont le fruit de multiples discussions et échanges intellectuels dont Hippocrate était le principal initiateur. Ces écrits marquent le début de la rationalité en médecine. Son « serment » en fait le créateur de la profession médicale moderne. Hippocrate enseignait aussi la médecine. Qu'enseignait-il ? Socrate, cité par Platon dans Phèdre, commence par annoncer que la rhétorique et la médecine ont la même procédure ; elles doivent toutes les deux appliquer une méthode de division logique pour connaître la nature de leur objet, la médecine traitant du corps et la rhétorique de l'âme. Voyant que Phèdre consent sans enthousiasme à cette formulation, Socrate répète sa question de manière différente : « Crois-tu qu'il soit possible de dire quelque chose de valeur sur la nature de l'âme indépendamment de la nature du tout ? » La réponse de Phèdre est un assentiment quelque peu ironique : « Eh bien ! s'il faut en croire Hippocrate on ne peut pas parler du corps sans appliquer cette méthode. » D'accord sur ce point, Socrate lui demande alors plus que l'autorité d'Hippocrate : il demande si la raison en est d'accord. Ce n'est qu'alors qu'il entreprend de définir la véritable méthode (soi-disant hippocratique), qui consiste à déterminer si l'objet est une seule chose ou s'il est multiple, et, dans ce dernier cas, à le diviser en ses éléments constitutifs et à déterminer les relations et les interactions qu'il y a entre eux.

Hippocrate disait de manière générale qu'il était nécessaire de comprendre la nature du « tout ». Le tout doit être compris dans le sens de la totalité de l'objet d'étude. Les succès d'Hippocrate en médecine attestent la validité de cette méthode dans la pratique[1].

L'usage du mot « renouvellement » (de la clinique) semble ici plus approprié que celui du mot « renaissance », car il ne s'agit pas de redonner souffle à une pratique obsolète mais de penser dans les termes d'aujourd'hui une clinique qui tient compte de l'introduction massive de nouvelles technologies performantes.

L'avancement des connaissances requiert probablement l'absentement du malade. Celui-ci devient un « gêneur », en même temps, contradiction manifeste, qu'il est le plan d'épreuve incontournable de l'avancée des connaissances. Comment réintroduire pleinement le malade dans cette triangulation malade-maladie-médecin : tel est l'enjeu majeur pour penser une clinique de notre temps.

---

[1] Vivian Nutton La médecine antique Editions Les belles lettres p.63

CHAPITRE 3

Eloge de l'examen clinique

Qu'en est-il actuellement de l'importance de la clinique et de l'examen clinique pour le médecin ?

Les progrès de la technologie aidant, à la limite, on entend qu'il ne serait plus nécessaire de pratiquer un examen clinique. Du strict point de vue de la médecine envisagée comme connaissance rationnelle fondée sur différents savoirs scientifiques il y aurait même une continuité entre l'examen clinique et l'irruption massive des techniques permettant d'affiner, de préciser, de confirmer le diagnostic. Presque même une passation de pouvoirs, assez naturelle somme toute. Le mot de « continuité » mérite un développement et des explications qui seront déployées tout au long de ce chapitre.

L'interrogation actuelle que suscitent les relations entre clinique et « progrès » technologiques donne lieu à un débat passionné parmi les médecins. Les termes du débat sont d'une complexité extrême. Il y a lieu d'examiner dans le détail la réalité actuelle de la clinique en fonction des différents domaines de la médecine.

Prenons quelques exemples.

En cardiologie, le patient qui va se présenter pour la première fois va faire l'objet d'un examen orienté ou ciblé de la part du praticien. Le cœur sera donc ausculté à la recherche d'un souffle dont on précisera la localisation, les caractéristiques, la présence dans la systole ou dans la diastole[1]. A la recherche d'un trouble du rythme dont il

[1] La systole est le moment où le ventricule éjecte le sang dans l'aorte. La valve mitrale entre oreillette et ventricule est alors fermée, la valve aortique entre ventricule et aorte est ouverte. Dans la diastole la valve

faudra déterminer, bien sûr, la nature exacte par d'autres biais. Les poumons seront de même écoutés pour vérifier qu'il n'y a pas d'œdème voire de subœdème qu'on aurait d'ailleurs déjà suspecté en voyant entrer le patient dans le cabinet (et en l'écoutant respirer de l'autre côté du bureau). Également sera évalué l'état des artères : carotides et artères des membres inférieurs. Ce qui est intéressant c'est la surprise qui peut être celle du cardiologue après avoir pratiqué l'échographie du cœur : il est fréquent pour lui, en effet, de noter la présence d'une fuite aortique alors qu'il n'avait entendu aucun souffle, ou même (ce qui est plus rare) découvrir fortuitement un rétrécissement aortique calcifié que n'aurait pas décelé le seul examen clinique.

Il est des situations problématiques. Prenons un exemple dans le domaine de l'endocrinologie : la découverte fortuite d'un ou de plusieurs nodules dans la thyroïde avec les appareils d'imagerie actuels les plus performants sans que l'examen clinique soit contributif. Cette situation a quelque chose d'absurde. Si on voulait radiographier ou « IRMiser » le corps entier de tout un chacun, on en trouverait des anomalies. Ce sont des « incidentalomes », terme qui indique à quel point ils sont des intrus dans le processus du diagnostic. Qui n'auraient aucun retentissement en termes de symptômes ni aucune conséquence sur la vie des gens. Quel intérêt ?

En neurologie, ce n'est qu'au terme d'un examen clinique exhaustif et standardisé (et qu'on aura consigné dans son observation), à l'égal d'une « démonstration mathématique » m'a dit une amie neurologue, que l'on pourra demander des examens d'imagerie. Car comment le

---

aortique est fermée, alors que la mitrale est ouverte permettant le remplissage du ventricule par le sang qui vient de l'oreillette. L'auscultation cardiaque est rythmée par deux bruits séparés par un espace court et un espace long. Le court correspond à la systole, le long à la diastole.

radiologue pourrait renseigner le neurologue, si celui-ci ne sait pas ce qu'il cherche ?

Pourquoi ne considérerait-on pas l'examen complémentaire comme partie intégrante de l'examen clinique si on sait pourquoi on l'a demandé ? (Effectivement, plusieurs spécialistes complètent immédiatement leur examen par une échographie faite au cabinet : cardiologue, gynécologue-obstétricien, rhumatologue. Certains neurologues recourent immédiatement à un électromyogramme de complément). Et cela, on ne peut le savoir, qu'au terme d'un examen clinique ciblé, qui nous permet de savoir ce que l'on cherche ou ce que l'on veut préciser. Taper au hasard n'est pas de la médecine mais équivaut à acheter un billet de la Loterie Nationale.

Il faut lourdement insister sur cette évidence bien souvent oubliée : ce n'est qu'après un examen clinique soigneux qu'on peut envisager la prescription d'examens complémentaires qui viennent étayer ou contredire une hypothèse ; l'hypothèse, contrairement -hélas- à ce que certains croient, ne survient pas après un balayage large à coup d'examens complémentaires sans hypothèse de départ. Parce qu'on a procédé, dans ce cas-là, en dépit du bon sens, en court-circuitant l'étape indispensable de l'examen clinique, précédée évidemment de l'interrogatoire (« l'écoute »).

Enfin, on ne sait pas ce qu'on perd à ne pas examiner ou interroger les malades. Je voudrais signaler ici la remarquable conférence qu'a donné à une assemblée d'anesthésistes- réanimateurs sous le titre : « Ce que disent les mains » Yacine Tandjaoui Lambiotte, lui-même réanimateur. Il nous montre avec rigueur et enthousiasme ce que le simple examen des mains peut apporter au clinicien. (Visible sur You Tube)

L'examen clinique, en médecine générale, c'est encore une autre affaire.

Pour deux raisons, au moins :

La première : le médecin généraliste est « le médecin de famille ».

A ce titre il observe et connait donc souvent les liens existant au sein de la famille. Il a beaucoup d'enfants dans sa patientèle. Observer les relations entre l'enfant, particulièrement le petit enfant, avec sa mère, ou son père, permet quelquefois de comprendre mieux la survenue de certaines pathologies.

Lorsque des enfants, spécialement des bébés sont fréquemment amenés en consultation, il est légitime de se poser la question. : ne serait-ce pas la mère, le père ou le couple qui est malade ? C'est ce que théorisait Michael Balint [1] dans un saisissant raccourci « L'enfant comme symptôme offert ».

Le cabinet du médecin généraliste est aussi, selon moi, le lieu qui offre au patient la plus grande possibilité pour lui de faire valoir ses doléances et d'évoquer son ressenti ou son vécu. Même si le temps qui lui est imparti pour parler est moins long que ce qu'il souhaiterait, il se bat pour que sa parole soit entendue voire écoutée. D'où d'ailleurs une source de conflit et/ou d'insatisfaction de l'une ou l'autre des parties ou des deux. Il est fréquent, et cela est rappelé par Balint [2] , que des événements traumatiques objectivement mineurs soient interprétés de façon très

[1] Michael Balint Médecin et psychanalyste britannique d'origine hongroise naquit à Budapest en 1896 et mourut à Londres en 1970. Il travailla sur la relation médecin-malade et dirigea un séminaire permettant aux médecins de reconsidérer leur expérience de tous les jours. Son principal ouvrage : « Le médecin, son malade et la maladie »

[2] M. Balint Le médecin, son malade et la maladie Editions Payot p.30

péjorative lors d'accidents du travail, par exemple, chez des patients qui étaient parvenus jusque-là à un équilibre précaire. On se situe là dans une confrontation brutale entre le disease (le point de vue du médecin) et l'illness (point de vue du malade)[1]. Dans ces circonstances, rien n'est plus contre-productif que de dire au malade : « Vous n'avez rien » ou encore « Vous devriez consulter un psychiatre ». Que peut-entendre le malade sinon qu'il est un simulateur ou un fou ? D'ailleurs il ne peut entendre autre chose, étant donné que, dans un propos comme dans l'autre, c'est ce que dit le médecin à mots à peine couverts. Balint propose : « Peut-être le médecin aurait pu éviter cette situation fâcheuse en disant au malade : « Je pense que vos souffrances sont dues à certaines réactions psychologiques consécutives au choc que vous avez subi et par conséquent notre premier soin devrait être un examen psychologique approprié ; d'autre part, pour nous en assurer et simplement à titre de précaution, je demanderai en même temps à un chirurgien de vous examiner »[2].

La deuxième raison c'est la question complexe de ce qu'est un diagnostic en médecine générale. Certains pourraient me rétorquer qu'en médecine il n'y a qu'une seule acception du mot « diagnostic ». Je ne le crois pas. Il y a, c'est exact, des maladies que je qualifierais de « maladies à diagnostic », celles qui font partie de la nosographie officielle académique. Ceci est tout à fait admis et indiscutable. D'ailleurs, le médecin généraliste est le médecin de premier recours lorsque des malades avec des « maladies à diagnostic » se présentent à lui. Quitte à faire appel ultérieurement à des spécialistes si nécessaire.

Mais il y a aussi en médecine générale des malades « sans diagnostic ». Et qui le resteront. Et ce n'est pas péjoratif, et

[1] Un chapitre ultérieur est consacré à la contradiction disease/illness
[2] Michael Balint ibidem p.33

c'est aussi de la médecine, et ces malades sont aussi à prendre en considération. Car ils sont malades, malades de leur mal-être, anxieux et malades de leurs conditions de travail, des conflits au sein de la famille. La liste des causes serait longue à établir. On parle de « malades fonctionnels ». Cette expression est souvent dite avec une moue dubitative. Il s'agit de malades d'angoisse, donc de malades. Bien sûr, leur pronostic vital n'est pas en jeu (encore que certains suicides se situent dans ce contexte), mais leur qualité de vie si (colopathie fonctionnelle, épisodes de tachycardie, insomnies, troubles sexuels…). Ils ont besoin d'être entendus, d'être écoutés, d'être rassurés. N'oublions pas la définition de la santé, selon l'OMS : « la santé est un état de complet bien-être physique, mental et social et ne consiste pas seulement en une absence de maladie ou d'infirmité. » Alors si on n'est pas malade est-on pour autant en bonne santé ?

Et ce n'est pas le rôle du spécialiste hospitalier de s'occuper de ce genre de pathologie (ou de ces multiples pathologies) car c'en est une… Le pire, c'est que, parmi les médecins généralistes qui parlent et même écrivent, il en est qui évoquent des « pseudo diagnostics qui seraient des formes d'imposture ». « Ce seraient de faux diagnostics car non fondés sur une étiologie précise[1] ». On aurait affaire à des « malades » qui fabulent, car qui dit maladie dit substratum anatomo-pathologique » … En poursuivant dans la même direction, les malades psychiatriques seraient aussi des simulateurs. On ne gagne rien à vouloir aligner la médecine générale sur la médecine hospitalière spécialisée voire ultraspécialisée. Ce n'est pas ainsi qu'on défend la médecine générale. Ce genre de propos a comme effet d'éloigner un peu davantage encore le malade du médecin.

---

[1] Cité par Michel Bass, ouvrage déjà cité JL Rouy D Léonard La tentation de l'imposture Revue Médecine Mai 2015

Car le médecin soutient qu'il lui revient bien à lui, le médecin, de décréter s'il y a maladie ou pas. En conséquence, s'il n'y a pas de maladie, il n'y a pas de malade non plus, alors que celui-ci tente en vain de persuader son médecin qu'il ne va pas bien. Comment comprendre autrement ces réactions excessives de patients à qui le médecin demande de préciser ses symptômes et qui répondent : « C'est vous le docteur ! » ?

Et ici le rôle de l'examen clinique est complexe : s'assurer de l'absence de pathologie organique sous-jacente et aussi, comme le dit encore Balint, que le médecin se prescrive lui-même. Quoi qu'en disent les médecins les plus rationnels, poser la main sur le ventre d'un patient qui présente une colopathie fonctionnelle peut avoir une vertu thérapeutique. C'est l'aspect chamanique de la médecine. C'est, je le répète : « le médecin qui se prescrit lui-même ». Je ne soutiens pas que ce soit à encourager car il y a, c'est vrai quelque chose d'irrationnel dans cela, mais c'est ainsi, c'est une réalité indéniable.

A l'évocation de « l'aspect chamanique de la médecine » certains collègues ont les cheveux qui se dressent sur la tête. Et leurs arguments sont recevables, d'autant plus recevables que nous avons, vis-à-vis des malades, les mêmes préoccupations et les mêmes interrogations. Il y aurait, selon eux, une proximité du médecin avec son patient qui l'autoriserait à un geste d'empathie destiné à « activer » la « chimie cérébrale » du patient. C'est ce genre de phénomène que développe la théorie du « nudge » . Il s'agit « d'un modelage inconscient de nos comportements[1]. » On peut donc à ce sujet évoquer une « logique de pouvoir » de la part du médecin. Risque réel que perçoivent avec acuité ceux qui sont farouchement attachés à un point de vue

---

[1] Evelyne Pieiller Résilience partout, résistance nulle part Le Monde diplomatique n°806 Mai 2021

« humaniste non manipulatoire ». Car, et Serge Tisseron l'a bien montré, l'empathie peut être dévoyée au profit d'une manipulation. J'ai bien conscience que l'évocation de l'aspect chamanique de la médecine peut être dérangeante pour un esprit rationnel. Il a quelque chose à voir avec la magie, donc ouvre à de possibles dérives de type manipulation ou prosélytisme sectaire. La médecine hippocratique s'est constituée contre cela. Mais il est possible d'envisager que cette « part chamanique » soit le noyau résiduel d'irrationnel face à l'avancée (et heureusement) de la rationalité en médecine. Il est probable, selon moi, que persistera ce noyau irréductible d'irrationnalité. Même s'il ne fait que s'amenuiser.

Le mot « irrationnel » présente une connotation équivoque et problématique. Ce qui met mal à l'aise, c'est que cette main posée sur le ventre a fréquemment une vertu thérapeutique et on en ignore l'explication.

Je trouve qu'il y a ici, précisément, une proximité entre le mot « irrationnel » et le mot « idiopathique ». Idiopathique, mot quelque peu « fourre-tout », largement utilisé en médecine pour désigner une chose que l'on ignore. Par exemple, une maladie idiopathique est une maladie dont on ignore la cause. Cela nous mène à la notion de progrès et à la notion de progrès de la connaissance. Ainsi qu'à la notion de raison. Il y a une sorte de perversion de la catégorie de progrès. On a l'impression que ce que l'homme ne connait pas, il finira un jour ou l'autre par le connaitre. Ce n'est pas du tout sûr. Mon point de vue, c'est que les connaissances tendent à augmenter, mais comme la courbe de l'hyperbole, elle tendra toujours plus vers ses asymptotes sans jamais les atteindre. Il est certainement légitime d'aspirer à connaître chaque jour davantage, mais à bien y réfléchir, est ce que ce qu'on ignore n'est pas supérieur quantitativement à ce que l'on connaît ? Certes, le désir prométhéen de l'homme est un puissant moteur pour aller de l'avant.

Mais il faut lui admettre des limites. Ces limites, ce sont d'abord la mort, achèvement obligatoire de toute vie, qui est une limite insurmontable en dépit de certaines illusions fort répandues aujourd'hui. Une deuxième limite consiste à se demander si l'amélioration des connaissances et des techniques a un quelconque impact positif sur la qualité des relations humaines et sur la recherche indispensable du sens de toute vie humaine. Le progrès ne saurait être infini ou illimité. Il ne peut être entendu que d'une manière relative dont les limites sont les bornes qui l'empêchent de basculer dans l'inhumanité. Il est important que très régulièrement soit posée la question des bienfaits du progrès dans la vie des gens.

Enfin je voudrais rapporter ici, une histoire fort intéressante que m'a racontée une amie généraliste. Elle reçoit un jour en fin d'après-midi un appel téléphonique d'une de ses patientes. Celle-ci, totalement paniquée, car, dit-elle, « on m'a découvert un diabète ». Rendez-vous est pris pour le soir même. La patiente présente ses glycémies à jeun, elles se situent à 1,14 g/l. Pas de quoi fouetter un chat, le seuil glycémique pour affirmer un diabète étant de 1,26g/l. Ma collègue reprend avec elle l'histoire de la dame. Cette patiente est tombée enceinte il y a un an ou deux. Au cours de sa grossesse, elle a présenté un diabète gestationnel. Et aussi un placenta prævia, c'est-à-dire un placenta inséré sur l'utérus en position anormale ; situation susceptible de provoquer des hémorragies. C'est ce qui n'a pas manqué d'arriver. L'accouchement s'est passé en catastrophe, l'enfant n'a pas survécu, hémorragie cataclysmique ayant nécessité la transfusion de sept culots sanguins. Les parents se rendent quasiment tous les jours sur la tombe de l'enfant mort-né. Et cette glycémie « élevée » d'1,14g est venue pour réactiver la douleur de la perte. Cela aussi, c'est de la médecine au sens plein du terme.

Au point où nous sommes parvenus, il s'agit de se poser la question : en quoi le plaidoyer pour maintenir la pratique de l'examen clinique se justifie-t-il ? Mais quel examen clinique ?

Il est un temps pas si ancien (disons en gros cinquante ans en arrière) où le médecin ne disposait pour se faire une idée médicale du malade qui venait le consulter que de ses mains, ses yeux et ses oreilles. Et de son expérience et de ses erreurs… (Cette dernière assertion reste parfaitement vraie). Sinon, il pouvait demander des clichés radiologiques standard (bien entendu ni le scanner, ni l'IRM n'existaient) et des examens biologiques, malgré tout assez sommaires. Les médecins les plus âgés qui exercent encore actuellement ont été formés de cette manière. Certains auront la nostalgie du « souffle mésosystolique rude, râpeux, serratique, maximal au deuxième espace intercostal droit irradiant dans les carotides et vers la pointe du cœur avec claquement d'éjection protosystolique, l'extinction du deuxième bruit en indiquant le caractère serré ». Les médecins, les plus vieux en tous cas, auront immédiatement reconnu la séméiologie auscultatoire du rétrécissement aortique.

Ce corpus séméiologique qu'autrefois les étudiants en médecine devaient ingurgiter représente, à n'en pas douter, un trésor inestimable, une somme de connaissances considérable, cumul de l'expérience de plusieurs siècles de pratique médicale. Mais quelle valeur accorder au toucher rectal d'un médecin qui en pratiquerait un par jour, voire un par semaine, en face de la précision d'un IRM pelvien ? Et que vaut même l'expérience d'un urologue qui le pratique plus de dix fois par jour ? On peut se poser la question suivante : devant un patient évoquant des signes d'un mauvais fonctionnement de la prostate, la pratique d'un toucher rectal est-elle justifiée ? Je pense que oui. Il est vrai qu'il s'agit d'un examen difficile, qui nécessite de l'expérience maîtrisée et qui devient contributif avec le temps. Mais moins on le pratique, moins on le maîtrise. Vaste question.

De même, que vaut la précision auscultatoire du meilleur cardiologue en regard des données qu'apporte une échographie cardiaque trans-œsophagienne ? On a vu, néanmoins, que si quelques pathologies des valves cardiaques passent « au travers » des mailles du « filet de l'auscultation », le plus souvent l'examen clinique du cœur indique au médecin les grands axes du chemin à suivre par la suite.

Il est donc permis de se poser la question de la validité contemporaine de toute cette mine de savoir. Serait-elle dépassée ? Si oui, en quoi ?

Apprendre la séméiologie et ensuite la mettre en pratique est hautement formateur. Qui le contesterait ? C'est une source inépuisable d'esprit de recherche et de compréhension des situations. L'examen clinique est un moyen efficace de lutte contre la routine et, lorsqu'on s'apprête à examiner un malade on ne sait pas ce qu'on va découvrir en dépit des indices fournis par le patient.

Le savoir clinique est-il transmis ? Le Professeur Henri Pequignot disait à ce propos : « Plus que jamais, le ronron traditionnel enseigne l'étudiant au rebours de la façon dont s'est constitué le savoir dont il va vivre. Plus que jamais on lui enseigne la ligne de plus grande pente de l'ennui le normal, le physiologique avant les maladies. On a même inventé de l'autre côté de l'eau et recopié chez nous l'idée d'une physiologie de l'homme normal avant celle de l'homme malade ! Comme s'il n'était pas plus facile de trouver un réflexe exagéré ou polycinétique, un signe de Babinski plutôt qu'un réflexe normal fut il cutané plantaire. Comme si un souffle systolique de rétrécissement aortique ne s'entendait pas mieux qu'un cœur normal. On retient loin du malade l'étudiant, évidemment pour le décourager, et on ne laisse l'approcher que ceux, bien sélectionnés, qui ne peuvent jamais s'habituer à son contact.[1] » et « J'ai donné des cours magistraux, mais je n'y ai jamais cru ! L'irremplaçable, c'est la connaissance du malade. Je sais, hélas, qu'il y a des médecins qui n'aiment pas les malades et qu'ils sont jugés sur des travaux qui ne sont pas cliniques. Mais, comme la grande majorité des médecins, je me suis toujours efforcé de ne pas traumatiser un malade. Dans le service, je voyais tous les malades, même ceux pour lesquels ma visite ne présentait aucun intérêt au plan strictement médical. »

De plus, lorsqu'on exerce la médecine dans un dispensaire de brousse en Afrique de l'Ouest ou dans un dispensaire de Médecins du Monde en Seine Saint Denis (et ce sont des situations courantes), on ne dispose que de cela et c'est absolument énorme.

Car la question centrale de tout ce développement relève finalement de l'évidence : où se situe l'intérêt du malade ? Dans l'établissement précis du diagnostic et la thérapeutique qui vient à sa suite.

Reste, et ce n'est pas une mince affaire, à tenter de dire ce qui constitue le noyau irréductible de la clinique.

L'interrogatoire du patient demeure fondamental ; on y apprend beaucoup de choses qui contribueront à soigner correctement les malades. L'interrogatoire détermine la suite, c'est lui qui oriente le déroulement de l'examen. Car, si on ne sait pas ce qu'on cherche, on ne risque pas de trouver.

Fred Siguier, qui fut un grand médecin, décédé en 1972, affirmait : « Ecoutez le malade, il vous donne, vous offre

---

[1] Henri Péquignot Revue de Métaphysique et de Morale 1985 N°1, p.50

généreusement le diagnostic. » Et lorsqu'on l'interrogeait sur sa spécialité, il répondait : « Je suis un spécialiste de l'interrogatoire. »

Un ami médecin, avec qui nous avions partagé un patron hospitalier en commun très apprécié de ses étudiants, m'a confié récemment que la principale chose qu'il avait appris de lui pouvait se résumer en cette phrase : « Il m'a appris à écouter ». En effet, ce grand médecin, lorsqu'il recevait un patient, lui disait d'entrée : « Racontez-moi ». C'est ce qui est communément dénommé « interrogatoire » mais qu'il serait sûrement préférable d'appeler « écoute ». Il lui laissait tout le temps nécessaire pour raconter son histoire, à l'issue de quoi ce praticien savait avec précision comment mener son examen clinique. L'interrogatoire, mieux « l'écoute », apporte aussi un éclairage pertinent sur le mode de résolution de la contradiction disease/illness[1].

L'écoute peut parfois prendre des formes paroxystiques ou paradoxales. Ainsi, ce médecin généraliste de la grande banlieue Ouest de Paris rapporte une expérience très troublante qu'il a vécu lors de trois consultations accordées en un mois à une patiente. Le médecin, connu pour avoir été formé à la psychothérapie, reçoit la patiente la première fois et commence en disant quelque chose comme : « Racontez-moi ». S'en suit un blanc qui dure très longtemps, le temps de la consultation, à vrai dire. Autour de vingt minutes, éprouvantes pour le praticien. Puis la patiente sort de son sac à main son chéquier et demande combien elle doit. Elle a pris rendez-vous de nouveau deux semaines plus tard. Même scénario, identique en tous points. Troisième rendez-vous deux semaines après. Ça recommence de la même manière et le praticien, certainement excédé, commence à manifester de l'agacement en fourgonnant dans les papiers sur le bureau.

---

[1] Renvoi au chapitre Disease ou illness ou les deux. p.29

C'est alors que la patiente lui lance cette phrase mémorable : « Ce n'est pas parce que je ne parle pas qu'il ne faut pas m'écouter ». Histoire authentique, certes extrême, mais je la trouve assez pédagogique.

Une étude controversée[1] effectuée au début des années 2000 conclut que le temps de parole que le médecin accorde au patient en début de consultation pour expliquer ce qui l'amène est de 23 secondes. Ceci a été contesté et d'autres auteurs sont parvenus à des résultats autour d'une minute et demie. Quoi qu'il en soit, cela reste assez dérisoire. Mais ceci est aussi un effet direct du système du paiement à l'acte et de la valeur scandaleusement basse qui a été négociée pour le prix de la consultation. Car, dans ces conditions, le médecin, pour s'en sortir, est obligé de faire ce que désigne le mot abject « d'abattage ».

Il faut certainement privilégier un examen clinique ciblé. Ciblé grâce à l'écoute préalable. Certes, nous avons appris, lorsque nous étions externes, à rédiger des observations exhaustives où le malade que nous étions le premier à examiner devait l'être de façon systématique. S'il venait pour un ictère (une « jaunisse » est un terme plus compréhensible) il avait droit à ce que nous lui fassions un toucher rectal. Admettons qu'il y a peu de rapport entre son motif d'admission et le toucher rectal. Mais nous étions en période de formation. Dans la pratique quotidienne, c'est évidemment un non-sens.

Deux exemples d'examen clinique ciblé : le médecin généraliste qui reçoit trimestriellement ou semestriellement son patient diabétique ne manquera pas de lui examiner les deux pieds à la recherche d'une anomalie vasculaire,

[1] JAMA 1999 281 283-7 MK Marvel & col. Soliciting the patient's agenda : have we improved
BMJ 1989 298 39 JN Blau Time to let the patient speak

neurologique ou cutanée car la surveillance de l'état des pieds est fondamentale chez le diabétique.

Autre exemple : un médecin est amené à voir à sa consultation un patient qu'il ne connait pas. Celui-ci lui montre un résultat de laboratoire indiquant que son taux de PSA se situe à 3000. Rappelons que PSA signifie Prostatic Specific Antigen, que c'est un marqueur discuté de l'état de la prostate, et que tout le monde admet à peu près que la normale se situe en dessous de 4. Cette dernière phrase recouvre des débats houleux et pour être compréhensible nécessiterait de longs développements. Dans le cas présent on se situe à environ 800 fois la normale. Ceci est très évocateur de cancer de prostate. Le médecin n'a pas estimé nécessaire de pratiquer un toucher rectal qui pourtant, dans ce cas précis, ne semblait pas inutile. De là, deux hypothèses : peut-être qu'il lui était impossible d'envisager ce qui semblait une évidence (le médecin s'identifiant au patient). Donc il s'est lui-même rassuré en envisageant le diagnostic improbable de prostatite dont il viendrait à bout en proposant un traitement par antibiothérapie. Deuxième hypothèse : il est totalement incompétent.

Le toucher rectal pratiqué par un autre médecin montra une prostate au sein de laquelle il percevra un nodule dur hautement suspect. Le patient était donc porteur d'un cancer de prostate avec de nombreuses métastases dont il décédera peu après. Dans ce cas-là, le toucher rectal ciblé était justifié. A titre systématique sûrement pas.

Le dernier constituant de la clinique c'est le raisonnement du praticien. On pourrait ici utiliser la métaphore comparant le prêt à porter et le sur-mesure. Evidemment, le sur-mesure est requis. Car, c'est un patient particulier que le médecin a en face de lui. Comment faire en sorte que s'instaure entre eux un colloque singulier ? Ce patient, il a un nom, une histoire, un tempérament, des traits de caractère, des représentations sur le monde. Et en particulier, dans le cas présent, sur la médecine et les médecins, sur les maladies… C'est cela précisément qui indique que le « sur-mesure » est requis. On voit bien toute la difficulté qui est celle du médecin au moment de sa consultation de transformer tout ce qu'il a appris, les articles les plus récents qu'il a pu lire, les dernières recommandations et analyses statistiques, en un discours particulier qui s'adresse à ce malade-là. Car, il doit poser un diagnostic, certes, mais son travail ne s'arrête pas là. Ce qu'il va proposer le sera en fonction de la personnalité du malade, de sa capacité à adhérer à la thérapeutique, de sa capacité à la supporter, aussi. Et puis la présence fréquente d'autres pathologies et de possibles traitements au long cours viennent compliquer le raisonnement du clinicien.

Car le but de tout cela (de la clinique) c'est de préserver la relation médecin-malade. Préserver est ici un mot ambigu. Il ne s'agit pas, en effet, de « préserver » une relation hors du temps. Mais il est nécessaire qu'elle s'adapte au progrès technologique et qu'elle fasse descendre le médecin de son piédestal. Il serait plus judicieux de « faire exister une relation médecin-malade renouvelée » plutôt que de la « préserver ». En diminuant autant que faire se peut les aspects magiques qui confortent le pouvoir absolu du médecin sur le malade. La clinique « ancienne », celle où le médecin a le pouvoir de faire se déshabiller le malade, renforce l'omnipotence du médecin. Cette clinique « ancienne » est, à l'évidence, obsolète.

Cette clinique « ancienne » génère une trop grande dissymétrie entre médecin et malade. Clairement, le médecin est de manière quasiment obligatoire celui qui a le pouvoir, car il est celui qui sait ou qui est « supposé savoir ». La conséquence fréquente possible de cet état de fait est que le médecin est porté aux nues du seul fait de son savoir qu'on suppose très étendu. D'où le médecin sur son piédestal et le malade soumis. D'autre part, dans l'esprit d'un nombreux public, l'intervention du médecin relève aussi de la magie. Donc savoir et magie sont intimement mêlés. C'est ce que j'appelle la part « chamanique » de la médecine. Je le répète. Elle est présente et le sera longtemps (peut-être toujours) dans la consultation et dans la relation médecin-malade. Il est probable que persistera toujours un noyau irréductible de chamanisme qui ne doit pas être si éloigné que cela de ce qu'en psychanalyse on désigne sous le nom de transfert. Quant à la réduction du fossé qui existe entre celui qui sait ou est « supposé savoir » et le patient qui est supposé tout ignorer, ce fossé doit pouvoir être réduit car les connaissances sont aujourd'hui accessibles sur Internet. Encore faut-il se référer aux sites sérieux et non aux sites de vulgarisation ou pire aux forums où on lit tout et n'importe quoi. Et ici le médecin a un rôle important de conseiller à jouer.

Marcel Mauss dans sa « Théorie générale de la magie »[1] dit du lien entre la médecine et la magie : « Tous les médecins sont, au moins virtuellement des magiciens, parce que leur art est mêlé de magie et, en tous cas, trop technique pour ne pas paraître occulte et merveilleux » et « leur vie professionnelle les met à part du commun des mortels et c'est cette séparation qui leur confère l'autorité magique. »

Une clinique renouvelée tendra à instaurer des rapports plus égalitaires et plus rationnels. Je pense que le médecin doit, en permanence, veiller à limiter l'aspect « chamanique » de ce que l'on perçoit de son activité. Le médecin n'est pas un mage et n'a pas à entretenir cette image. Le médecin est quelqu'un qui recueille des informations de différentes natures et à partir de là, raisonne. Un « partenariat » équilibré entre médecin et malade suppose une limitation du pouvoir du médecin donc de la dissymétrie qui existe

[1] Marcel Mauss Sociologie et anthropologie Editions PUF p.21

entre les deux interlocuteurs. L'inégalité persistera toujours. Il y a celui qui sait ou, au moins, qui est supposé savoir, et celui qui ne sait pas, ou peu de choses. On se situe donc davantage dans la perspective d'un échange.

Perpétrer la clinique, au triple sens du mot tel qu'on vient de le développer, constitue le mode de résolution (si la contradiction ne parvient pas à se résoudre, au moins l'atténuer) de la contradiction disease/illness et permet de jeter un pont entre médecin et malade ? Pourquoi, effectivement, pratiquer un examen clinique, fut-il soigneux, approfondi, minutieux puisque les examens d'imagerie, biologiques… donneront une réponse plus fine et plus sûre concernant le diagnostic ? A cette question, j'apporterai deux réponses :

Tout d'abord, l'examen clinique ciblé fait suite à un interrogatoire précis et détaillé qui reste l'élément central de la clinique. Il ne s'agit pas d'un interrogatoire de type policier de nature inquisitoriale ou intrusive. Il s'agit de faire la preuve qu'on s'intéresse à la vie du patient, à son histoire pathologique, aux événements traumatiques, à son contexte environnemental, familial et social. Il s'agit « d'écouter » le patient. Alors l'examen clinique, tel que les plus anciens d'entre nous l'ont appris et qui « ratissait large », risque de devenir obsolète. Il l'est déjà d'ailleurs. Persisterait un examen clinique ciblé que l'écoute permettrait de guider et qui rassurerait ceux parmi les cliniciens qui craignent que la pratique de l'examen clinique sombre dans l'oubli. Cette façon de faire est parfaitement justifiée. On peut imaginer que cette façon de procéder contrebalancerait l'excès de technicité qui ferait perdre de vue la finalité de l'exercice médical ?

La deuxième raison, c'est que sans examen clinique il n'est pas possible d'établir une relation médecin-malade de qualité. C'est là que se joue et que se noue le lien entre celui qui vient déposer un symptôme ou plusieurs, donc une angoisse ou au minimum un désir d'explication, et celui à qui le premier confie la résolution de son problème. Il est impératif que le médecin instaure un rapport physique au corps de son patient. Le patient ressent à l'intérieur de son corps quelque chose qui ne fonctionne pas ou mal. Ce n'est pas toujours le cas : ainsi un patient diabétique non compliqué ne ressent rien. Mais en général le malade parle de son corps malade. C'est donc à lui que le médecin doit prioritairement s'intéresser.

Il s'agit là d'un enjeu majeur : car si clinique meurt, elle entrainerait avec elle la mort de la médecine.

L'établissement d'une relation médecin-malade de qualité passe obligatoirement par l'engagement physique du médecin vis-à-vis du corps de son patient afin d'établir avec lui un rapport d'intimité et de confiance qui ne peut s'obtenir d'aucune autre manière. Le rapport professionnel du praticien au corps du malade est irremplaçable. C'est un équilibre difficile à obtenir. Il s'agit d'établir la confiance sans pour autant basculer dans la soumission du malade au médecin tout-puissant. Sans oublier cet aphorisme de Balint : « Le médecin se prescrit lui-même. »

Là encore, au sein des médecins animés, vis-à-vis du malade, de préoccupations similaires il faut avoir l'honnêteté de signaler des divergences. Un ami, professeur de médecine, m'a objecté que, quant à lui, lorsqu'il posait son stéthoscope sur un patient (ou une patiente), il prenait bien soin que ses doigts qui tenaient le pavillon du stéthoscope évitent soigneusement de toucher le malade. Sinon, c'était une intrusion dans l'intimité du malade, inacceptable à ses yeux. Objection ou remarque absolument recevable.

J'ai beaucoup hésité dans le choix des mots que j'allais utiliser pour décrire ce rapport que le praticien doit impérativement avoir au corps de son patient. Il s'agit des mots : engagement, physique, corps, rapport. Ce ne sont pas forcément les meilleurs et les plus adaptés à ce dont je veux rendre compte mais ce dont il s'agit est très singulier, vous l'aurez compris. Par cette approche corporelle, acceptée par le patient, le praticien devient en un instant une personne qui fait partie de son cercle le plus intime. Avec tout ce que cela peut comporter de dérives possibles du type soumission ou domination, bien sûr. Mais le versant positif, nettement prédominant, c'est que s'instaure de la confiance. Les quatre mots que je viens de citer pourraient appartenir au vocabulaire érotique. Rien ne sert d'éluder cette question. Entre le patient et son médecin, le fait que l'examen clinique ait lieu signifie que dorénavant les relations entre eux ne seront plus comme avant.

Il est intéressant à ce sujet de lire Claude Bernard[1] : « La physique et la chimie étant des sciences constituées, nous présentent cette indépendance et cette impersonnalité que réclame la médecine expérimentale. Mais la médecine est encore dans les ténèbres de l'obscurantisme (je comprends, à ce moment précis du propos de Claude Bernard, qu'il veut dire que la clinique a besoin de la physiologie pour étayer sa scientificité), et elle subit les conséquences de son état arriéré. On la voit encore plus ou moins mêlée à la religion et au surnaturel. Le merveilleux et la superstition y jouent un grand rôle (autrement dit, la clinique pour se dégager de son versant irrationnel a besoin de se fonder sur la science : la physiologie, en l'occurrence). Les sorciers, les somnambules, les guérisseurs en vertu d'un don du ciel, sont écoutés à l'égal des médecins. La personnalité

[1] Claude Bernard Introduction à l'étude de la médecine expérimentale Editions Flammarion collection Champs classiques p.96

médicale est placée au-dessus de la science par les médecins eux-mêmes, ils cherchent leurs autorités dans la tradition, dans les doctrines, ou dans le tact médical. Cet état de choses est la preuve la plus claire que la méthode expérimentale n'est point encore arrivée dans la médecine. »

Claude Bernard est un homme du 19ème siècle, ses dates sont 1813-1878. C'est un immense scientifique, cela n'est pas contestable. Son « Introduction de la méthode expérimentale en médecine » représente un séisme intellectuel de l'ampleur de l'introduction du système héliocentrique par Copernic en 1543 ou de la loi sur la chute des corps pensée par Galilée dès 1604. Claude Bernard ne pouvait pas, dans son effort légitime et justifié d'introduire de la méthode scientifique dans la médecine, considérer l'aspect chamanique de la médecine. N'empêche qu'il est là et qu'il persiste.

La technicisation toujours croissante du processus diagnostic et thérapeutique ne réduira probablement jamais à néant l'aspect magique de la consultation. En tous cas, il est fondamental de le considérer et, éventuellement, de le faire évoluer. Combien de fois n'ai-je pas entendu en consultation de médecine générale les différents propos suivants, qui finalement disent tous la même chose : « Docteur, le Professeur à qui vous m'avez envoyé, il ne m'a même pas pris la tension », ou encore « Il ne m'a pas examiné », ou plus significatif et révélateur encore : « Il ne m'a pas touché ». Loin de moi l'idée de soutenir que le geste de mesurer la tension artérielle n'est pas important d'un point de vue scientifique (d'ailleurs, ce n'est pas en une consultation -et loin de là- qu'on peut établir un diagnostic d'hypertension artérielle), mais les propos des patients disent autre chose. Ils parlent de l'aspect magique du geste, même chose quand l'autre patient désigne « le toucher » (ou touché ?). Qu'est-ce que tout cela signifie ?

Dans l'esprit des patients ces gestes ont quasiment le statut de rituels qui matérialisent que la demande du patient est entendue et prise en compte, que le médecin, voire, référence suprême, le « Professeur » (ou même le « grand Professeur ») s'est penché réellement sur la misère intime du patient et que s'est noué, là, un contrat de confiance implicite. Parce qu'on se situe sans équivoque aux yeux du patient dans le domaine du soin. C'est bien à cela que renvoie Michel Foucault lorsqu'il écrit[1] : « Le changement dans le savoir médical à la fin du XVIIIème siècle ne tient-il pas essentiellement à ceci que le médecin s'est rapproché du malade, qu'il a tendu les doigts, et appliqué l'oreille, que changeant ainsi d'échelle, il s'est mis à percevoir ce qu'il y avait immédiatement derrière la surface visible, et qu'il a été ainsi amené peu à peu à « passer de l'autre côté » et à repérer la maladie dans la profondeur secrète des corps ? ». Dans mon esprit, l'interrogatoire « écoute » a la même fonction ; de plus, il introduit d'emblée une relation plus rationnelle et égalitaire.

La difficulté consiste à maintenir une attitude rationnelle tout en étant attentif à ne pas congédier l'irrationnel.

Je voudrais ici relater trois expériences vécues par des amis ou des proches dans une période récente :

La première concerne un homme âgé de 66 ans qui se « plaint » d'une pollakiurie,[2] présente depuis plusieurs années, mais qui s'accentue au fil du temps : le contraignant à se lever trois à quatre fois par nuit. Ce signe s'accompagne d'une dysurie[3], elle aussi croissante, à prédominance nocturne à tel point que dans la dernière période il lui arrive de se lever la nuit et de ne pas parvenir à uriner. Il n'a jamais

[1] Michel Foucault Naissance de la clinique Editions PUF p.192
[2] Symptôme indiquant que le patient se lève la nuit pour uriner
[3] Affaiblissement de la puissance du jet urinaire lors de la miction

ressenti la sensation de résidu post mictionnel [1] sauf dans les situations rares de dysurie évoquées à l'instant. Il consulte son médecin traitant, qui ne l'examine pas (les médecins ont pourtant appris pendant leurs études qu'on examine la prostate en pratiquant un toucher rectal) et prescrit une échographie de prostate. L'échographie montre une volumineuse prostate d'allure adénomateuse (c'est une pathologie bénigne fréquente chez l'homme qui vieillit) évaluée à 135 grammes. Il faut se souvenir que la prostate de l'homme jeune pèse entre 20 et 25 grammes. Il va donc consulter un urologue universitaire dans un CHU parisien. Celui-ci s'énerve après le patient parce qu'il a mal « rempli » un questionnaire assez peu clair sur les symptômes qu'il ressent, se croit très malin lorsqu'il lui dit : « Vous avez une prostate de compétition », lui explique qu'il est impossible de pratiquer une résection trans urétrale de prostate (c'est-à-dire ablation de l'adénome par les voies naturelles) étant donné le poids de l'organe incriminé, qu'il va falloir pratiquer une ouverture dans la paroi abdominale avec les risques que cela comporte, etc., etc… Point d'examen clinique et pendant tout l'entretien le chirurgien fourgonne dans ses papiers et regarde son ordinateur mais jamais le patient. Autant dire que la consultation s'est très mal passée, c'est en tous cas ce que ressent le patient. Il décide d'aller consulter un autre urologue universitaire, car il a appris que celui-ci dirigeait le centre de référence des résections trans urétrales de prostate, y compris des grosses prostates. Le patient est très bien accueilli par un praticien qui prend son temps, demande des examens supplémentaires (cystoscopie et bilan urodynamique) mais là non plus, pas d'examen clinique. Le patient est reçu une deuxième fois pour montrer les examens pratiqués entre temps et le chirurgien annonce qu'en dépit du poids de la prostate, il est possible de pratiquer une résection trans

[1] Sensation qu'en fin miction, la vessie est vide

urétrale. Là non plus, pas d'examen clinique. Rendez-vous est pris pour que le chirurgien explique la technique opératoire qui va être utilisée, ses avantages et inconvénients. Entre temps, le chirurgien a quitté l'hôpital. Le patient s'adresse donc à un troisième urologue, également universitaire, qui ne l'examine pas, lui non plus, regarde l'échographie, lui explique qu'une intervention par les voies naturelles est « jouable », et lui explique de façon très aimable et pédagogique le traitement chirurgical envisagé. C'est cet urologue qui opérera le patient. Très bien, par ailleurs.

Mais, de bout en bout, même si le courant est bien passé avec les deux derniers chirurgiens consultés, l'absence d'examen clinique est problématique. En quoi ? En ce qu'elle instaure entre le médecin et son patient un rapport qui n'est pas exactement un rapport de confiance, mais plutôt un rapport à un technicien de grande compétence. « Un ingénieur de la santé », selon l'expression de Marie-José del Volgo. Par exemple les praticiens consultés se sont focalisés sur la prostate de 135 grammes, comme si cet organe n'appartenait pas au malade et ils se sont mis à réfléchir à voix haute pour savoir quelle technique ou quelle autre utiliser. Des symptômes ressentis par le patient, il ne fut jamais question. Façon de faire qui n'est pas optimale pour la relation. Relation médecin-malade amoindrie ou abâtardie qui ne permet pas au patient de se confier librement au praticien et maintient une distance entre les deux. On peut imaginer que c'est du temps de gagné mais à quel prix ? La médecine basculerait donc du côté exclusivement « scientifique » au détriment de « l'art médical ». On a l'impression que les examens, en particulier d'imagerie, remplaçant l'examen clinique, permettent au praticien de se « désengager » vis-à-vis du patient. Ne s'engageant pas, le praticien met ainsi une distance entre lui et le patient qui le dispense d'être empathique.

Deuxième exemple : un homme d'environ 55 ans présente un épisode d'hématurie unique et isolé en l'absence d'autres symptômes. Là encore, il voit plusieurs médecins, dont, pour finir un néphrologue universitaire. Le diagnostic est posé, il s'agit d'un cancer du rein qui sera opéré et s'avérera à l'examen anatomo-pathologique être un carcinome à cellules claires. Là non plus, aucun médecin consulté ne pratiquera un examen clinique. Et pourtant, la tumeur extraite chirurgicalement pesait environ un kilo et demi ! Cela n'aurait pas dû échapper à un examen attentif de l'abdomen donc des fosses lombaires !

Le troisième exemple concerne une dame de 59 ans, qui ne s'est jamais plainte de quoi que ce soit, hormis d'une douleur qu'elle ressent de façon inconstante depuis plusieurs années au niveau du rachis. Jusque-là, personne n'est parvenu à lui fournir une explication plausible sur l'origine de cette douleur. Toujours est-il qu'elle a rencontré au hasard des pérégrinations auxquelles la contraignent sa recherche d'un soulagement un médecin qui lui a prescrit du Tiapride. Elle a senti une amélioration qu'elle a qualifiée de « notable », en même temps qu'au fil du temps s'installait une gêne à la marche faite d'une sorte de boiterie qu'accompagnait une impression que son corps était entravé lors des mouvements. Elle va consulter un médecin qu'elle voit pour la première fois, celui-ci l'examine rapidement, évoque vaguement l'hypothèse d'une maladie de Parkinson. Pourquoi pas ? Contrairement à une opinion répandue, cette maladie n'est pas l'apanage des vieillards. Avant l'âge de 55 ans, on en diagnostique beaucoup. Et lui d'ajouter : « J'ai besoin que vous passiez une IRM cérébrale afin d'apporter des arguments supplémentaires à mon diagnostic ». Il est permis de se demander quel est, ici, l'intérêt de l'IRM. En revanche, l'interrogatoire et l'examen clinique quelque peu bâclés, n'ont pas donné au praticien deux éléments essentiels : cette dame prend au long cours du Tiapride susceptible d'induire des syndromes parkinsoniens, qui peuvent en imposer pour une authentique maladie de Parkinson. Et de cela, le médecin aurait pu se rendre compte devant l'existence de troubles neurologiques évocateurs, effectivement, de maladie de Parkinson, mais touchant de façon similaire les deux côtés du corps chez cette dame. Alors que dans une maladie de Parkinson classique, le trouble neurologique est plutôt unilatéral. D'où l'aphorisme médical quelque peu perfide : « Lorsque tu ne sais pas quoi faire, prescris un IRM ».

L'abandon de la clinique mène à l'errance diagnostique. Prenons l'exemple de l'Algie vasculaire de la face (AVF). Tous les médecins qui travaillent ou ont travaillé dans un Centre d'Evaluation et de Traitement de la Douleur connaissent parfaitement cette pathologie qu'ils voient de façon relativement fréquente. Ce qui est frappant, c'est le parcours stéréotypé qui est celui des malades touchés par cette affection. Ils ont consulté nombre de médecins qui, ne sachant pas quelle étiquette mettre sur ce que leur décrit le patient [1], demandent force examens radiologiques et d'imagerie, avançant dans le brouillard sans savoir ce qu'ils cherchent. Car souvent ils pensent à des épisodes de sinusite aiguë alors que la clinique en est bien différente. Cela soulève un point d'ordre général. Personne ne peut tout savoir. D'ailleurs, personne ne reprochera à qui que ce soit de ne pas savoir. En revanche, il est légitime de reprocher à quelqu'un de prétendre qu'il sait alors qu'il ne sait pas. En

[1] AVF diagnostic facile quand on connait : Douleur extrême de la face, unilatérale, orbitaire ou périorbitaire, accompagnée d'écoulement de l'œil et du nez qui dure de 15 minutes à 3 heures, plusieurs fois par jour, par cycles de quelques semaines à quelques mois avec intervalles libres.

médecine, peut-être davantage que dans tout autre domaine, car ce qu'on dit ou ce qu'on fait est lourd de conséquences. Il me semble important pour tout médecin d'avoir une vision lucide et objective sur ce qu'il sait et sur ce qu'il ne sait pas. Celui qui connaît ses lacunes et ses failles ne sera pas dangereux, celui qui pense tout savoir le sera. On ne demande pas à tout praticien de connaître la clinique de l'AVF. Mais s'il ne la connait pas, pourquoi s'embarquer dans des examens complémentaires hasardeux au lieu de demander l'avis d'un confrère ?

Ce dernier paragraphe résume un des fondements de la médecine hippocratique.

Une expression, d'utilisation courante chez les médecins, résume l'expérience clinique accumulée chez les médecins qui ont un certain nombre d'années de pratique derrière eux : c'est le « coup d'œil du maquignon ». Le médecin, et cela est d'autant plus vrai qu'il avance « dans la carrière », finit par devenir un professionnel très qualifié de l'observation. Il n'est pas besoin d'examens complémentaires pour faire un diagnostic de chorée, de Parkinson, de lupus dermatologique ou de zona. J'ai connu dans mes jeunes années d'étudiant (à l'époque où on ne connaissait ni le scanner ni l'IRM) un neurologue qui était capable de façon pertinente de faire les diagnostics neurologiques les plus élaborés et les plus difficiles.

Un élément relativement nouveau entre en ligne de compte : il s'agit des écrans d'ordinateurs omniprésents (sur lesquels sont penchés les internes à longueur de journée et d'autres…). Ceux-ci font certainement écran entre le malade et le médecin. Et qui vient encore se surajouter à ce qui déjà auparavant faisait écran entre le soigné et le soignant.

Lorsqu'on veut parvenir à établir un diagnostic, il faut s'attacher avec précision et méticulosité à l'interrogatoire du patient et à l'approfondissement des signes cliniques qu'il évoque. Il faut absolument se défier de délaisser la fidélité à l'examen clinique au profit de la demande d'une batterie d'examens dans laquelle l'objectif de ce qu'on recherche se perd.

CHAPITRE 4

Eloge des bons cliniciens

Je dois à mon ami Jean-François Doubrère, excellent clinicien, de m'avoir donné les éléments clés pour l'écriture de ce chapitre.

Plutôt que de parler de « Relation médecin malade », il semble plus pertinent d'utiliser le terme « échange clinique » fait d'échange d'émotions, de savoirs, de peurs, de colères. L'échange clinique implique une vision plus dynamique et plus égalitaire car elle place explicitement les protagonistes en situation d'interlocution d'emblée et atténue la tension entre celui qui ne sait pas et celui qui est supposé savoir.

Nous ne plaidons pas pour une « renaissance » de la clinique mais pour une « nouvelle » clinique. Ce serait purement nostalgique d'en appeler à une renaissance, alors qu'il y a toute une série d'éléments nouveaux apparus en quelques dizaines d'années qu'il est nécessaire d'intégrer dans une pensée renouvelée d'une clinique d'aujourd'hui. Ces éléments nouveaux consistent particulièrement dans l'amélioration constante des techniques d'imagerie, des progrès thérapeutiques dans des domaines tels que la cardiologie interventionnelle ou l'hématologie.

Le bon clinicien, c'est celui qui parvient à réaliser la synthèse entre écoute, entretien, observation et examen clinique. Celui qui établit le diagnostic « à mains nues ». Et comme le dit l'immense clinicien Jean Pierre Bouchon : « L'établissement du diagnostic est un établissement de premier ordre ». Le patient ne se trompe pas lorsqu'il a à faire à un bon clinicien : « Vous avez trouvé, Docteur ?! Vous avez touché juste ! ». On se trouve dans une situation de complicité d'un diagnostic fait à deux.

Le bon clinicien se trompe moins souvent que les autres et sait expliquer au patient de quoi est fait son mal.

Le bon clinicien est celui qui allie, dans sa pratique, son expérience et sa culture. Il dispose d'une grande expérience qu'il a accumulée en consultant beaucoup, en approfondissant chaque cas, en faisant sans cesse le bilan de son savoir et de son ignorance. Sa culture le rend modeste et il est à même d'avoir un point de vue critique sur ce qu'il fait et d'en relativiser la portée.

CHAPITRE 5

Disease ou illness ou les deux ?

La maladie, mot qui renvoie à une réalité multiforme, ne connaît, néanmoins, dans la langue française qu'un seul mot pour la désigner. Il s'agit donc du seul mot : la « maladie ». Si on se tourne vers la langue anglaise, elle dispose de trois mots pour évoquer la « maladie » sous des modalités différentes. Ces trois mots sont « disease », « illness » et « sickness ». Ils s'emboitent de manière contradictoire.

Disease renvoie à la maladie, du point de vue du médecin, avec son cortège de données cliniques (éventuellement), biologiques, d'imagerie, anatomo-pathologiques. Ces données contribuent à établir un diagnostic. Ce sont des éléments d'information qui ne sont recevables par le médecin qu'à cette condition : celle d'être objectivables. (Car la médecine dit d'elle-même qu'elle est une science. C'est ce qu'elle veut imposer comme point de vue et nombreux sont les gens qui y adhèrent. On a vu précédemment que c'est une science d'un type particulier dont le fondement unique est la clinique). Une médecine « dogmatique » éliminera toutes les situations où subsiste un flou quant à la « véracité » de ce qui est rapporté : La médecine répugne à s'investir dans les situations de pathologie « fonctionnelle ». Elle y voit « supercherie », « tromperie ». Elle veut absolument garder la main sur le fait de savoir qui prononce que untel ou untel est malade. C'est la médecine et elle seule qui peut décréter qu'untel est malade. Elle a l'exclusivité sur cette question, et personne ne peut lui contester cette mainmise exclusive. Surtout pas le malade.

« Illness » désigne la maladie à travers le regard de celui qui l'éprouve : le malade. Georges Canguilhem écrit que « c'est la maladie du malade ». Il dit aussi : « Être malade, c'est vraiment pour l'homme vivre d'une autre vie ». « Disease » et « illness » constituent deux éclairages différents de la question, voire contradictoires. Il y a contradiction entre disease et illness. Chacun suit son cheminement propre. La logique du disease, c'est celle du médecin, celle de l'établissement du diagnostic et de propositions thérapeutiques. La logique de l'illness, est strictement subjective : comment le malade vit sa maladie, comment vit-il avec ?

Tout l'enjeu de la relation médecin-malade, aujourd'hui, réside dans la persistance de leur interlocution. Marie José del Volgo résume très bien la situation : « L'effacement de la clinique au profit de la technologie médicale ouvre l'abîme d'une destitution du sujet parlant, un désaveu de la spécificité humaine. La rencontre de l'instant de dire consiste à rétablir dans ses droits le mythe et le roman du malade sans pour autant le confondre magiquement avec l'étiologie de la maladie. Une telle approche ne vise pas à dire l'exact de ce qui cause la maladie mais le vrai de la « maladie du malade ». L'enjeu de la relation médecin-malade pourrait être défini comme l'interlocution de l'exactitude et de la vérité.

Quant à « sickness », c'est le regard social porté sur le malade atteint de cette maladie-là : exemples du SIDA, de la syphilis, de la tuberculose… On pourrait y rajouter une note d'allure plus conjoncturelle : à propos de la pandémie de Covid 19, les regards divergent. Il y a ceux qui désignent les « vieux » comme la cause de tous les maux. Et ceux qui sont bien conscients et lucides sur le fait que ce virus frappe tout un chacun et qu'il n'y a pas davantage de responsabilité des uns ou des autres dans cette histoire.

Mais même en anglais, quelque chose devrait nous mettre sur la piste. Dans les revues "sérieuses" (mais le sont-elles encore ?) il n'est question que de « disease » : Alzheimer disease, Parkinson disease, Lyme disease... Le terme "disease" désigne donc bien la maladie au sens de Canguilhem, lorsqu'il dit " si l'on veut définir la maladie, il faut la déshumaniser". C'est à dire une sorte de dispositif théorique abstrait autonome qui a ses codes, ses règles, son autosuffisance. Ce dispositif théorique est le fruit, au fil du temps, de la cumulation du travail pratique et intellectuel des médecins. En même temps que c'est une entité désincarnée. Ce que Didier Sicard désigne dans le titre de son livre par « la médecine sans le corps ». Son incarnation doit être recherchée du côté de l'illness.

Lorsque la médecine n'avait pas encore subi la mainmise tyrannique des sciences "dures" : mathématiques, statistique, biophysique... elle était probablement inefficace mais elle était plus humaine (même s'il s'agit d'une consolation toute relative) car elle avait conscience de sa capacité quasi nulle. Il y a quand même lieu de noter que si elle était inefficace, c'était du côté de la thérapeutique. Car la sémiologie et la nosographie, donc la clinique, étaient, de longue date, assez pertinentes. Ainsi nous savons que les Grecs connaissaient un certain nombre de choses sur le paludisme [1] : fièvre tierce ou fièvre quarte (selon la périodicité d'apparition de la fièvre), augmentation de la taille du foie et de la rate, rôle des moustiques dans la transmission de la maladie (même si on était loin de la précision actuelle).

S'appuyant sur des données scientifiques (outre celles que je viens de citer), telles que la physiologie et la physiopathologie, ou encore l'anatomie et l'anatomie pathologique, la médecine s'est lentement mise en marche puis le mouvement s'est accéléré. Désormais, elle se considère comme toute puissante même si comme l'a bien montré Michel Bass [2] tout cela est très discutable.

[1] Vivian Nutton La médecine antique Ed Les belles lettres
[2] Michel Bass Mort de la clinique p.31

Aujourd'hui, les médecins raisonnent le plus souvent en termes statistiques, en termes de protocoles, essais cliniques, examens complémentaires... Si on prend en compte tous ces éléments, on constate qu'en progressant en efficacité, la médecine a généré un manque, un trou, une béance qui ne fait que s'élargir entre le médecin et le malade, entre l'exactitude et la vérité.

Le problème majeur de la médecine, c'est de déterminer quel est son statut ? Et son statut est compliqué à établir. Car elle est un nœud de contradictions. Contradiction disease/illness, on l'a vu, qui relève de la contradiction objectif/subjectif. D'autre part, la médecine est-elle une science ? Claude Bernard l'affirme et ceci est souligné par Canguilhem qui rappelle que « Claude Bernard considère la médecine comme la science des maladies, la physiologie comme la science de la vie. »[1] On pourrait admettre que la médecine comme science des maladies ce soit précisément la physiologie (et la physiopathologie ; pour Claude Bernard, les deux se confondent), mais ici il est bien précisé la différence entre les deux. Lorsque Claude Bernard érige la médecine comme science des maladies, il semble écarter l'aspect non scientifique de la médecine qui est pourtant indiscutable.

La physiologie, qui est « la science de le la vie » selon les mots mêmes de Claude Bernard, est d'une nature scientifique différente de « la médecine comme science des maladies ». Claude Bernard qui était un bon connaisseur de l'histoire des sciences disait que l'expression des lois des phénomènes de la nature doit toujours être mathématique[2] et plaidait pour un statut spécial de la biologie du fait, disait-il, de sa complexité. La biologie ne pouvait donc pas, selon lui, se mettre en équations. Il est une autre spécificité de la

---

[1] Georges Canguilhem, Le normal et le pathologique p.43

[2] Claude Bernard ibid p.230

médecine, c'est qu'elle est structurellement liée à l'homme, à travers la maladie et à travers l'homme malade. Sans humanité, pas de médecine. En revanche, même en l'absence d'humanité, il est tout à fait concevable que les mathématiques existent, ainsi que la physique ou la biologie. Même si les lois de Galilée puis de Newton n'avaient pas été énoncées, cela n'empêcherait pas la gravitation d'exister. Même si Watson et Crick n'avaient pas mis à jour la structure de l'ADN, il existerait quand même. Ce qui est spécifique à la médecine, c'est que toute pensée de la science médicale, donc l'édification de ses propres lois, se fonde sur la clinique. Ce qui explique le caractère très particulier de la pensée scientifique médicale. Elle ne se confond pas avec la biochimie ni la biologie sur lesquelles elle se fonde. Mais, la maladie, qui est bien un réel spécifique, dispose ou invente une science attachée à une singularité dont le malade est la matérialité.

Peut-on se poser la question de savoir si la clinique est déterministe ?

Nous savons que le principe d'une clinique qui ne couvre pas tout le champ du savoir est vrai. En ce sens, la clinique est, par un bout, non déterministe puisqu'elle comprend la possibilité du savoir ainsi que celle de l'ignorance, disons du « non-savoir ». Le non-savoir est corrélé au principe d'indétermination naturelle du comportement de tel ou tel organe. Le comportement aléatoire de tel ou tel organe peut interagir avec l'intervention du thérapeute (la simple observation médicale est constitutive d'une interaction). La source peu intense de certains signes cliniques peut s'apparenter au parcours aléatoire d'une simple particule en physique. La clinique est en vérité marquée par le dualisme de ce qui est déterminé et indéterminé. Il en est ainsi, en physique de la lumière comme en matière clinique avec le recours de la technique : il apparaît un réel constitué d'un faisceau de choses visibles et invisibles qui s'unissent.

Il est permis de se demander si « L'art médical », comme disent les vieux cliniciens recèle une quelconque spécificité. Il me semble qu'il faut entendre par « Art médical » l'expérience et le savoir-faire des praticiens pour qui la pratique quotidienne de la méthode scientifique authentique fondée sur la clinique est devenue une seconde nature dans le regard qu'ils portent sur les malades.

On n'est pas au bout de l'établissement des contradictions qui traversent la médecine et l'activité médicale. Le statut de la maladie est également contradictoire. Canguilhem, encore, cite Charles Robin, fondateur en 1848 de la Société de Biologie qui est sur la même ligne que Claude Bernard : « Nous avons pour but, en étudiant l'anatomie et la classification des êtres d'élucider le mécanisme des fonctions ; en étudiant la physiologie, d'arriver à connaître comment les organes peuvent s'altérer et dans quelles limites les fonctions peuvent dévier de l'état normal. »[1] Claude Bernard s'oppose à bien des physiologistes de son temps, selon lesquels la maladie serait une entité extra physiologique venant se surajouter à l'organisme[2].

Pour Claude Bernard, il y a un continuum, une différence de degré, entre le normal et le pathologique, entre la bonne santé et la maladie. Claude Bernard affirme qu'un écart par rapport à la norme est la signature de la pathologie. La maladie est en somme un dérèglement interne à l'organisme. Quant à Pasteur, lui, c'est le tenant de la vision de la maladie comme extérieure à l'individu et liée à l'action néfaste des microorganismes (microbes, virus, parasites) sur sa santé. Tout comme la controverse finalement sans objet entre Newton et Huygens sur la nature corpusculaire ou ondulatoire de la lumière, la conception de la maladie selon laquelle elle relèverait d'un dérèglement

[1] Canguilhem ibidem p.42

[2] Georges Canguilhem Le normal et le pathologique p.4

interne ou bien de l'action délétère d'un agent extérieur est une fausse contradiction. Ces deux conceptions sont légitimes et relèvent de deux processus complémentaires de constitution des pathologies.

Il est notable, quand même, que Pasteur était très admiratif de la « méthode expérimentale » telle que la déploie Claude Bernard dans son « Introduction… ». Pasteur[1] écrit : « On n'a rien écrit de plus lumineux, de plus complet, de plus profond sur les vrais principes de l'art si difficile de l'expérimentation. »

---

[1] Cité par Mirko Gremek « Claude Bernard et la méthode expérimentale » Ed. Payot p.31

CHAPITRE 6

Unité et non-unité de la médecine

On perçoit, de manière allusive, dans les lignes qui précèdent que la conception de la maladie n'est pas univoque.

D'un côté, la maladie apparaît comme un désordre interne et il n'y a pas de rupture entre l'état de santé et l'état pathologique mais un continuum entre les deux : cela c'est le point de vue de Claude Bernard qui a travaillé sur la régulation de la glycémie et ses altérations. D'ailleurs la physiologie, à savoir la régulation glycémique, lorsqu'elle est elle-même perturbée (le plus souvent il s'agit d'une augmentation de la glycémie à jeun) ne constitue pas une maladie mais un facteur de risque. Cette altération d'un paramètre purement biologique évolue fréquemment vers la maladie, c'est-à-dire le diabète. Le plus souvent, le diabète est de type 2. Mais il y a aussi le diabète de type 1 qui n'a rien à voir avec le précédent. Confusion liée à la biologie entre deux maladies qui sont radicalement différentes.

Le diabète de type 1 est une maladie auto-immune, diagnostiquée en général chez l'enfant ou l'adolescent, au cours de laquelle l'organisme génère des anticorps dirigés contre lui-même. En l'occurrence, des anticorps anti-îlots de Langerhans, structures anatomiques du pancréas endocrine chargées de fabriquer l'insuline endogène. Il se produit une sidération de la production d'insuline telle que lorsque le médicament « insuline » n'existait pas, les patients mouraient rapidement.

Le diabète de type 2, au contraire, est classiquement un diabète de l'âge mûr, d'une personne en surpoids et sédentaire, où le pancréas continue à produire de l'insuline endogène, mais du fait du surpoids et de l'excès de tissu graisseux, l'insuline produite est mal utilisée au niveau cellulaire. Le diabète en lui-même est précédé d'une phase d'insulino-résistance.

Une forme particulière de ce diabète de type 2 est en en train de faire massivement son apparition. A tel point qu'il est légitime de se poser la question : est-ce une maladie émergente ? Il s'agit du MODY (Maturity Onset Diabetes in the Young)[1] qui est une entité pathologique : il s'agit bien d'un authentique diabète de type 2 qui survient électivement chez les adolescents. Ce qui ne s'est jamais vu. On en reparlera ultérieurement.

Beaucoup de maladies peuvent être pensées dans le cadre proposé par Claude Bernard (désordre interne). Les troubles endocriniens (par exemple, toutes les maladies qui affectent la thyroïde…mais il y eut Tchernobyl et ce nuage radioactif qui s'arrêta sur le Rhin mais n'épargna pas la Corse), les cancers (encore que s'il s'agit d'un désordre lié à des modifications intrinsèques au niveau cellulaire celles-ci peuvent être causées ou favorisées par l'agression d'agents extérieurs : tabac, alcool, excès d'exposition solaire, amiante, produits chimiques divers et variés), les maladies neurologiques (même remarque que précédemment : il est notoire que les pesticides sont en cause dans le développement de certaines maladies de Parkinson).

De l'autre, la maladie trouve sa cause dans l'action d'un agent extérieur, d'un microorganisme. C'est l'immense apport de Pasteur qui vient balayer les théories anciennes de la « génération spontanée ». Là encore, le propos est à pondérer, car on sait bien qu'en pathologie infectieuse la notion de « terrain » est essentielle. A infection « égale » le pronostic ne sera pas le même chez un jeune en parfaite

---

[1] Qu'on peut traduire par « Survenue du Diabète de la Maturité chez le Jeune »

santé, un diabétique, un obèse ou un vieillard polypathologique.

Dans le chapitre qui va suivre, on expliquera en quoi la maladie mentale relève encore d'un autre registre.

Si donc il n'y a pas d'unité de la pensée médicale sur la conception et la nature de la maladie (et cette absence d'unité est fondée), sur quoi y a-t-il unité de la médecine ? Car, à l'évidence malgré tout, la médecine est une activité spécifiée destinée aux malades. On peut assigner l'unicité de la médecine à ce qu'il s'agit de l'activité humaine qui s'occupe de la santé des gens, quelle que soit la maladie dont le malade est porteur : désordre interne, maladie infectieuse ou maladie mentale. L'objet propre à la médecine c'est le soin apporté au malade.

Tout ceci est l'enjeu de discussions vives et serrées. Tout d'abord sur la maladie : à l'opposition traditionnelle entre désordre interne et agent pathogène extérieur est venu se surajouter un autre découpage. Lié à ce que les « progrès de la médecine » ne permettent la guérison que très rarement (d'ailleurs on s'interrogera ultérieurement sur la pertinence de la catégorie de « guérison »). Ce à quoi on assiste le plus fréquemment c'est à la transformation d'une maladie autrefois incurable en maladie chronique : ainsi, on ne meurt plus rapidement du diabète de type 1 depuis l'apparition de l'insuline mais c'est pour le patient un combat permanent. L'insuffisance rénale chronique terminale a vu son pronostic bouleversé par la greffe rénale. D'insuffisant rénal, le patient est devenu immunodéprimé, ce qui est quand même préférable. La maladie cancéreuse a dans beaucoup de cas subi la même évolution. Même si la médecine a, selon moi, conservé la même finalité (le soin au malade), elle voit se diversifier ses modalités d'intervention. Maladie aiguë nécessitant une réponse rapide et adaptée : la cardiologie interventionnelle dans la pris en charge précoce de l'infarctus du myocarde. Maladie chronique nécessitant la mise en place d'une alliance thérapeutique entre malade et soignants autour de l'éducation. Maladie mentale. Troubles fonctionnels. Et médecine palliative dont il y a toujours besoin de rappeler l'importance.

Les soins infirmiers et de rééducation répondent aussi à cette définition. Précisons donc que le domaine spécifique de la médecine c'est le diagnostic et la prescription de la thérapeutique qui en découle. Même si ce n'est pas le médecin qui est l'agent effecteur de la thérapeutique elle-même. Et rappelons, car c'est une notion fréquemment oubliée que sans diagnostic, pas de thérapeutique.

Je m'aperçois en écrivant, relisant, réécrivant ce livre que c'est aussi pour moi une occasion salutaire de remettre en question un certain nombre d'idées que je croyais solidement établies dans mon esprit. Ainsi celle qui précède : à savoir pas de thérapeutique sans diagnostic. La relecture à l'instant du livre de Michael Balint « Le médecin, son malade et la maladie » m'amène à m'interroger sur la pertinence de cette certitude. Car Balint montre justement que parfois il est utile d'engager une thérapeutique avant le diagnostic. Et qu'on pourra peut-être y voir plus clair en procédant ainsi. C'est le cas chez des patients hypocondriaques ou des patients qui présentent un symptôme d'allure organique qui masque en réalité un problème psychologique ou psychiatrique.

CHAPITRE 7

Les naufragés de la « nouvelle » psychiatrie

Si le statut de la médecine d'organe est problématique, celui de la psychiatrie l'est encore davantage, tiraillée qu'elle est entre la conception que les différentes écoles ont de la maladie mentale, du malade qui relève de la psychiatrie et des propositions thérapeutiques. La psychiatrie qui prévaut actuellement est issue de la psychiatrie officielle académique d'inspiration comportementaliste et organiciste en provenance des Etats-Unis. Dans les cercles académiques officiels, on a une telle détestation de la psychanalyse et de la réalité de l'inconscient, qu'on assigne l'existence de troubles mentaux à des considérations de génétique et d'hérédité en méconnaissant totalement le poids des traumatismes psychiques. Le DSM[1], le nouvel « ordre psychiatrique », qui tente de manière tyrannique de s'imposer dans le monde entier comme la référence unique concernant la maladie mentale évacue, lui aussi, l'examen clinique. Il s'agit d'établir un listing plus ou moins exhaustif des symptômes présentés par celui que « l'évaluateur » évalue. Sans qu'il soit nécessaire pour « l'évaluateur » d'avoir lui-même un point de vue précis et argumenté sur ce qui lie ces symptômes entre eux, donc sur le trouble mental présenté par le patient.

Dans les années 70 et 80, dans les facultés de médecine, parmi les meilleurs d'une promotion se trouvaient nombre d'étudiants qui souhaitaient se diriger vers la psychiatrie. C'est une époque révolue où, de façon courante, on lisait Freud voire Lacan. Qu'on soit d'accord ou pas avec les thèses soutenues par Freud ou Lacan, personne ne peut

[1] DSM ou Diagnostic and Statistical Manuel

contester, néanmoins, qu'il s'agit de travaux dont la portée intellectuelle est considérable. Aujourd'hui, on apprend bêtement le DSM. Plus personne ne veut embrasser la carrière de psychiatre. A l'Examen National Classant, ce sont les derniers de la liste qui se voient « obligés » de « ne pas choisir » la psychiatrie. Mais « il ne reste » que ça. De même qu'à tort, il est souvent dit que la dépression est un diagnostic d'élimination, aujourd'hui les postes en psychiatrie sont occupés par des « médecins d'élimination ». Ceci est méchant et exagéré, naturellement. Mais « prendre soin » des malades mentaux a perdu beaucoup de son intérêt. Outre la réelle misère matérielle de la psychiatrie aujourd'hui en France dont une des conséquences visibles est que beaucoup de psychotiques sont désormais « soignés » dans les infirmeries des centres pénitentiaires, l'intérêt intellectuel pour la psychiatrie a disparu désormais. On aurait du mal à trouver l'ombre d'une pensée dans la psychiatrie actuelle.

A propos du mot « élimination », arrêtons-nous un instant sur la locution « diagnostic d'élimination ». Là aussi, il y a beaucoup à dire. Généralement le diagnostic « d'élimination » concerne des maladies affectant le psychisme. Indiquant par là un relatif mépris à leur égard. La dépression, puisque c'est souvent d'elle dont il est question, mérite mieux que le qualificatif de « diagnostic d'élimination ». C'est un diagnostic positif, à part entière.

« L'homme, surtout quand il devient « fou » est une machine déréglée qu'aucune check-list ne parviendra à résumer »[1]. Je mets, bien évidemment à part, toute l'activité des psychanalystes et des psychothérapeutes d'inspiration analytique. Je mets également à part les psychiatres, qui sont de bons cliniciens car ils écoutent leurs patients et citent complètement leurs propos. La « psychiatrie »

[1] Maurice Corcos L'homme selon le DSM Ed Albin Michel p.12

dominante actuelle se résume, en caricaturant à peine, à une évaluation des symptômes présentés par le patient que l'on « évalue » à l'aide du listing DSM et à un traitement par médicaments psychotropes. Ce qui est à l'opposé de la clinique psychiatrique où le psychiatre cherche à se constituer un point de vue argumenté sur l'état mental du patient qu'il a en face de lui. Point de vue qui inclut l'histoire du patient, les traumatismes qu'il a subis dans son existence, sa subjectivité. Le discours dominant nous rabat les oreilles avec la génétique, l'hérédité… Qu'il y ait un gène muté qui prédispose à la schizophrénie, pourquoi pas après tout ? Je n'en sais rien, là n'est pas la question. Ce qui n'est pas admissible, c'est que cette psychiatrie-là prétende occuper toute la place et compte pour rien tout l'apport de la psychanalyse dont personne, qu'il soit en accord ou en désaccord, ne peut contester l'immense intérêt intellectuel. Le corrélat, c'est qu'on ne voit vraiment pas ce qui assurerait sa légitimité à la psychiatrie académique officielle actuelle. Certains diront : « Son efficacité ». Ils veulent probablement indiquer là son efficacité à assurer des dividendes confortables aux détenteurs de certains fonds de pension. Big Pharma n'est pas loin.

La psychiatrie actuelle est une anti-intellectualité. Même s'il existe de notables îlots de résistance.

La psychiatrie officielle en vient à nier la spécificité de la maladie mentale, prétendant qu'il n'y a pas de raison de ne pas l'aligner sur la maladie organique, avec le déballage de son cortège obscurantiste de prédispositions génétiques, de substratum anatomique. Quel substratum anatomique y a-t-il à la schizophrénie ou à la paranoïa ? Qui peut nier que cette vision totalisante est également obscurantiste ? Elle l'est car elle fait fi des immenses découvertes de la psychanalyse : la place centrale de l'inconscient, les stades du développement psychique… Un livre comme « Les cinq psychanalyses » de Freud est un monument de la pensée et aussi de la littérature.

Ces affirmations sont extrêmement agaçantes avec leur prétention totalisante car elles transforment un débat scientifique qui pourrait exister et se révéler fructueux en un combat idéologique digne de chiffonniers avinés. Il y un regard psychanalytique sur les névroses et les psychoses, pourquoi la génétique ne s'y mêlerait elle pas ? Non pas dans un stérile combat de coqs mais dans la complémentarité stimulante de deux approches.

A partir de l'exemple de l'hystérie, il est démontrable que la prise en mains de la psychiatrie actuelle par les cognitivo-comportementalistes états-uniens à travers le DSM constitue une formidable régression intellectuelle et si j'ose dire un brutal retour à l'ordre moral.

Il serait trop long et même impossible de résumer le texte magnifique d'intelligence et d'écriture qui constitue le premier chapitre des « Cinq psychanalyses »[1] de Sigmund Freud : Fragment d'une analyse d'hystérie (Dora). Tous les chapitres de ce livre qui constitue un sommet de la pensée sont d'ailleurs de la même teneur. Simplement, en préambule du chapitre consacré au « cas Dora », Freud écrit : « S'il est exact que l'hystérie ait sa source dans l'intimité de la vie psychique sexuelle des malades, et que les symptômes hystériques soient l'expression de leurs désirs refoulés les plus secrets ». Ceci l'amène un peu plus loin à parler « d'étiologie psychosexuelle de l'hystérie ». J'engage vivement à lire ce texte de moins de cent pages qui est une merveille d'intelligence clinique et de précision démonstrative à l'appui de ses géniales intuitions. Revenons à l'ordre de la clinique : des éléments déterminés et d'autres pas s'unissent dans un ensemble dont le régime

[1] Cinq psychanalyses Sigmund Freud Editions PUF

de reconnaissance est redevable du principe de causalité troublé par celui de la relation d'incertitude. Ce qui, à bien des égards, illustre une démarche scientifique dont tout le bénéfice rejaillit sur les malades. Et Freud ajoutait : « Je suis d'avis que le médecin a des devoirs non seulement envers le malade, mais aussi envers la science. Envers la science, cela veut dire, au fond, envers beaucoup d'autres malades qui souffrent du même mal ou en souffriront ».

Un autre livre mérite d'être lu tellement il est riche d'enseignement d'une clinique admirable : « L'hystérique, le sexe et le médecin » de Lucien Israël[1].

Alors, lorsqu'on tombe sur le listing intellectuellement indigent du DSM traitant des « troubles somatoformes », terme qui selon ses auteurs remplace celui d'hystérie, on ne peut être que profondément affligé. On assiste comme le dit fort bien Maurice Corcos « à un choix de désexualisation de l'être humain ». Le puritanisme est là. Ça va même bien au-delà. Fini l'inconscient, fins les conflits intra psychiques, fini le refoulement. Maurice Corcos dit aussi : « Ils véhiculent une représentation biologisante de l'homme. Au diable la réduction des existences à de simples accidents biologiques. »

Et les « troubles somatoformes » du DSM, voilà ce que ça donne : nouvelles affections attrape-tout : fibromyalgie, syndrome métabolique, trouble dysphorique prémenstruel, irritabilité intestinale… C'est pitoyable. La classification en termes de troubles somatoformes peut être utile aux médecins, en particulier ceux qui s'occupent de douleur, lorsqu'ils soumettent un dossier à la Sécurité Sociale ou à un expert. Mais du point de vue de la pensée et de l'intellectualité, c'est un retour en arrière considérable.

---

[1] L'hystérique, le sexe et le médecin Lucien Israël Editions Masson

« Ainsi le DSM, avatar du taylorisme et du fordisme, arrive-t-il à transformer les psys en machine à classer, travaillant à la chaîne, étiquetant les cas sans penser que chacun est singulier et que sa « folie privée » même le rend hors-série. »[1] .

Les choses semblent d'ailleurs se précipiter. Le quotidien Libération, début Avril 2021, publie une tribune intitulée : « Cri d'agonie de la psychiatrie »[2] . Le gouvernement français qui, de nombreux signes l'attestent, est totalement inféodé au DSM et à son idéologie, a le projet de réorganiser totalement le secteur de la psychiatrie. Ce projet, fondé sur les neurosciences et exclusivement sur elles, est une régression scandaleuse, dont le coût risque d'être exorbitant et consacre l'abandon radical d'une approche humaine de la souffrance psychique. Le nouveau dispositif de la psychiatrie sera centré autour du concept de « plateformes diagnostiques » aux moyens conséquents, pour entreprendre des bilans neurophysiologiques approfondis (recours aux IRM, à l'intelligence artificielle, aux algorithmes…) débouchant sur les diagnostics promus par le DSM V et passibles de traitements médicamenteux et cognitivo-comportementaux à l'exclusion de toute autre approche de la souffrance psychique spécifiquement humaine.

---

[1] Maurice Corcos ibid p.55

[2] Libération N° du 14 Avril 2021

CHAPITRE 8

Que nous enseigne l'étude du diabète ?

« Le diabète est une maladie consistante seulement et entièrement dans le dérangement d'une fonction normale (fonction normale qui est troublée, exagérée, amoindrie ou annulée) » dit Claude Bernard cité par Canguilhem[1], et plus loin : « le diabète est caractérisé par les symptômes suivants : polyurie, polydipsie, polyphagie, autophagie et glycosurie ». Donc, le diabète[2] admet là un statut un peu confus. Il est défini à la fois par des symptômes (polyurie…) ce qui lui donne sa place entière au sein des pathologies en même temps qu'il est défini par une donnée biologique qui est la glycosurie. Peut-on admettre qu'une maladie soit définie par une perturbation de certaines données biologiques ? D'autant que la définition actuelle du diabète qui est unanimement admise est purement biologique : on dit qu'il y a diabète lorsque la glycémie à jeun dépasse 1,26 g/l à deux reprises successives. Il semble raisonnable de dire que des données de cette nature ne définissent pas une maladie. Leriche disait : « La santé, c'est la vie dans le silence des organes ». Or, la personne à qui on vient de découvrir deux glycémies à jeun successives élevées se sent parfaitement bien, donc n'est pas malade au sens de Leriche. Et pourtant, son médecin, au vu des résultats de son patient, va lui déclarer qu'il est malade. C'est qu'on a opéré un raccourci saisissant entre « facteur de risque » et maladie. La glycémie à jeun élevée, n'est pas la maladie. C'est un facteur de risque, important certes et précédant le plus souvent la survenue de la maladie, mais

---

[1] Georges Canguilhem Le normal et le pathologique p.44

[2] Nous parlons ici du diabète de type 2, diabète classique de l'adulte et non du diabète de type 1 qui débute souvent à l'enfance ou l'adolescence et qui est une maladie auto-immune due à la production par l'organisme du malade d'auto-anticorps anti îlots de Langerhans lieux de production de l'insuline situés dans le pancréas endocrine.

ce n'est stricto sensu qu'un facteur de risque. Confondant des anomalies biologiques, qui sont de fait des écarts quantitatifs par rapport à une norme elle-même quantitative (le chiffre retenu de 1,26g/l pour la glycémie à jeun correspondrait au seuil statistique au-delà duquel apparaitrait de façon significative la rétinopathie diabétique, par atteinte des petits vaisseaux - la microangiopathie - qui est la « marque de fabrique » du diabète), avec la clinique. D'ailleurs, le fait qu'un écart par rapport à une « norme » biologique définisse la « maladie » diabétique entretient la confusion. Confusion entre le diabète type 1 et le diabète de type 2. Il s'agit de deux maladies bien différentes qui n'ont rien à voir entre elles quant à la physiopathologie. Même si leurs conséquences sont proches par bien des aspects. On parlera dans quelques lignes du diabète de type 2. Le diabète de type 1, on l'a vu précédemment, est une maladie auto immune qui survient électivement chez l'enfant ou l'adolescent. Son organisme fabrique des anticorps contre ses propres ilots de Langerhans, la région du pancréas endocrine qui produit l'insuline endogène. Sans traitement substitutif par insuline le diabétique de type 1 meurt rapidement.

La question des facteurs de risque cardio-vasculaire est source de confusion et s'agitent en coulisse de puissants intérêts financiers liés à l'industrie pharmaceutique. Faut-il, par exemple, traiter en prévention primaire (traiter préventivement l'incidence d'une maladie dans une population saine) l'augmentation du cholestérol ? Par rapport à la prévention secondaire (traitement de la maladie à son début), la population concernée par la prévention primaire est bien plus importante. Un rapport belge établit qu'un million et demi de belges de plus de 40 ans (soit 25% de cette population) reçoivent des statines en prévention primaire du risque cardio vasculaire provoqué par l'augmentation du cholestérol. Pendant longtemps, on a

« traité » préventivement l'augmentation du cholestérol, donc une pure donnée biologique. Ce qui n'avait aucune justification scientifique. L'objectif était alors d'obtenir une diminution du taux sanguin du cholestérol. Des données plus récentes [1] indiquent que la cible du traitement en prévention primaire n'est plus la baisse du taux sanguin de cholestérol (c'est un progrès !) mais l'amélioration du risque cardio-vasculaire absolu. Le risque d'infarctus du myocarde baisserait de 25% environ et d'accident vasculaire cérébral de moins de 20%, la mortalité globale de 10 à 15% grâce à un type de médicament appelé statine. Mais à quel prix ? Au prix d'une prise quotidienne d'un médicament, donnant à celui qui le prend chaque jour le statut de malade, non dénué d'effets secondaires fréquents et parfois graves. Le jeu en vaut-il vraiment la chandelle ? Il me semble que la meilleure façon ici de procéder est la suivante : le médecin explique en termes simples et honnêtes les données du problème et le choix se fait ensuite par un échange puis un accord entre le praticien et son patient éclairé.

On peut raisonner de façon quasi analogue en remplaçant le facteur de risque « cholestérol » par « hypertension artérielle » (HTA). Indéniablement, l'HTA est un facteur de risque vasculaire et sa responsabilité est établie dans la survenue d'accidents cardiaques et surtout d'accidents vasculaires cérébraux. Mais, il ne faut pas sous-estimer la difficulté de la mesure de la tension artérielle donc la difficulté de poser le diagnostic. De même il ne faut pas sous-estimer la difficulté qu'a la personne qui prend chaque jour des médicaments pour régulariser la tension artérielle, de ne pas les oublier (observance ou non-observance). La non-observance est admise être proche de 50%. Prendre chaque jour des médicaments alors que l'on n'est pas

[1] R. Boussageon & al. Revue Exercer 2015 117 26-32

malade n'est pas chose facile. Paradoxalement, il est possible que l'HTA soit sous diagnostiquée et sur traitée. C'est-à-dire qu'on traite à tort de fausses HTA, et qu'on ne traite pas de vraies HTA.

Il ne faut donc pas confondre maladie et facteur de risque. Être porteur d'un facteur de risque ne signifie pas (loin de là !) être malade et pourtant le nombre de gens seulement porteurs de facteurs de risque qui prennent quotidiennement des médicaments est énorme. Ce qui comporte le risque de transformer, au moins subjectivement, une population en bonne santé en population malade. Même si le nombre d'accidents vasculaires cérébraux et d'infarctus du myocarde a considérablement baissé.

Le diabète de type 2 est de surcroît une maladie inégalitaire. Lié à la pauvreté par l'intermédiaire d'une alimentation de mauvaise qualité qui induit une obésité, plus fréquente dans les milieux populaires. Le propre du diabète de type 2 est qu'il est précédé d'une insulino-résistance. Favorisée par l'obésité, le pancréas produit de l'insuline endogène mais celle-ci est mal utilisée par le muscle, en particulier, et le pancréas tente de produire davantage d'insuline (afin de briser cette insulino-résistance), ce qui entraîne son épuisement progressif. Une étude menée en France entre 2007 et 2010[1] a montré la grande inégalité de survenue du diabète de type 2 selon le niveau de vie et le niveau de richesse de la population. Le département de Seine Saint Denis qui est l'un des plus pauvres de France, sinon le plus pauvre, paie un lourd tribut à cette affection.

Que peut la clinique dans ces situations ? La clinique va-t-elle sortir de son domaine admis de prérogatives et se lancer dans une croisade contre la malbouffe et les dérives

---

[1] Medication adherence in type 2 diabetes : the ENTRED study 2007 a French Population-Based Study Tiv M & col PLoS One 2012 ;7(3) e32412

alimentaires encouragées par une publicité intempestive à la limite du mensonger ?

Il me semble qu'on ne sortira de cette difficulté réelle qu'il y a à extrapoler des données statistiques et de population au cas particulier de l'individu que le médecin a en face de lui en consultation qu'en fournissant au patient des informations honnêtes et actualisées. Ensuite, celui-ci fera son choix en accord avec le médecin et en toute connaissance de cause.

CHAPITRE 9

Humain trop humain, ou la juste distance.

Le praticien est sans cesse « tenaillé » entre le désir qu'il a d'humaniser la relation avec « son » malade dans une position actuelle plus égalitaire qu'auparavant et la nécessité de la déshumaniser pour maintenir une relative « froideur » du regard, nécessaire pour limiter d'être submergé par les affects qu'il peut ressentir face au patient. Une relation plus égalitaire qu'auparavant : avec pour conséquence qu'il est préférable de parler d'échange clinique plutôt que de relation médecin malade. C'est là qu'il faut évoquer l'empathie : qui est la capacité de se mettre à la place du patient et de comprendre sa problématique et non la sympathie qui consiste tout simplement à s'identifier au patient. La sympathie ne rend pas service au patient, car submergé par les affects, le praticien n'a pas un regard objectif sur les problèmes rencontrés par le patient. Donc n'est pas dans la meilleure position pour donner un avis et des conseils utiles au malade. Le meilleur service qu'un médecin puisse rendre à son patient c'est de le conseiller utilement à travers le regard empathique qu'on peut porter sur lui et dans le meilleur des cas parvenir à élaborer une ligne de conduite partagée.

Concernant l'empathie, il ne faut pas prêter le flanc à l'angélisme. La lecture du livre de Serge Tisseron[1] met en garde sur les possibilités de manipulation par l'empathie. Ces possibilités sont bien connues des industriels, des managers et des publicistes. Il y a plusieurs composantes de l'empathie : cognitive (capacité à comprendre que l'autre a des expériences du monde autres que les miennes), émotionnelle (ça me touche, même si ce n'est pas pour

[1] Serge Tisseron Empathie et manipulations Espaces libres Editions Albin Michel

autant de la sympathie que j'éprouve) et mature (proposition d'aide inconditionnelle, le malade n'est pas seul mais les moyens ne sont pas illimités).

Deux points de vue s'opposent : humaniser contre déshumaniser.

Ils peuvent s'opposer dans des typologies de praticiens qui, dans les deux cas, pourront aller jusqu'à la caricature. Du côté de la déshumanisation, j'ai eu connaissance d'un spécialiste qui déclarait d'emblée à ses patients : « Ne me posez pas de questions, car je n'y répondrai pas ». Ou encore un professeur de neurologie (et ne manquant pas de se présenter comme tel) déclarant avec une extrême brutalité à une vieille dame accompagnée par son fils : « Que voulez-vous que je fasse pour votre mère ? C'est un légume ! ». Jusqu'à ce que la vieille dame fonde en larmes. A l'opposé, du côté du « trop humaniser », il est des médecins qui fondent en larmes en même temps que leur patient à l'annonce d'une mauvaise nouvelle.

Ce qui est plus intéressant et plus fréquent également, c'est la coexistence de ces deux attitudes chez un même praticien. Il est nécessaire d'avoir, face au patient et à sa demande, un regard « froid » qui permette une analyse sereine de la situation.

Beaucoup de médecins ne l'ont pas compris, en tout cas de façon consciente, qui soignent eux-mêmes ou leurs proches. Il faut confier cette tâche délicate à un médecin tiers. Le regard froid est nécessaire, il n'est pas suffisant. Il y faut en outre de l'empathie : « faculté intuitive de se mettre à la place d'autrui, de percevoir ce qu'il ressent » nous dit le dictionnaire Larousse. Curieusement, le dictionnaire Littré dans son édition de 1878, ne comporte pas le mot « empathie ». Les médecins du dernier quart du XIXème siècle n'étaient-ils donc pas empathiques ? Ou alors, l'empathie actuelle ne serait-elle pas souvent utilisée à des fins inavouables ?

En réalité, à cet endroit, se situe toute la difficulté de l'exercice de la médecine. L'opposition entre « humaniser » et « déshumaniser » est réelle. Mais l'exercice de la médecine ne consiste pas à choisir entre l'un ou l'autre, mais à tenter, en permanence, de tenir le fil contradictoire des deux. D'au moins deux points de vue : le bon médecin doit être empathique (avec toutes les réserves, évoquées plus haut concernant les multiples façons de manipuler l'empathie) c'est-à-dire ne se situer ni dans la sympathie qui est une attitude de fusion avec le patient ni dans le mépris hautain qui est une façon pour le médecin de signifier qu'il ne veut pas que se constitue la relation médecin malade. La deuxième chose, c'est que le médecin doit sans cesse garder un œil sur la « maladie » et un œil sur le malade. Autrement dit nourrir sa pratique de la pensée scientifique de Claude Bernard et du travail sur la relation médecin-malade qu'initia Balint.

CHAPITRE 10

La toute-puissance médicale

La tentation de la médecine et du médecin de se croire tout-puissants est banalement répandue. On peut l'expliquer de plusieurs façons.

La première raison trouve son origine dans les succès de la médecine. Succès certes relatifs et ne concernant qu'un nombre malgré tout limité de situations. Mais certaines maladies réputées graves et mortelles auparavant sont devenues curables : on pense spontanément à la tuberculose. Si la tuberculose tue encore aujourd'hui, et elle tue beaucoup (1.5 million de personnes dans le monde en 2018 et 3 millions non soignés), ce n'est pas du fait de la médecine. Il y a deux raisons : la pauvreté dans certains pays en particulier en Afrique subsaharienne. Et les pays où la notion de santé publique est absente, tels les Etats-Unis. Dans un cas comme dans l'autre, l'association de plusieurs médicaments qui doit être effective pendant, en général, six mois afin de détruire le bacille, n'est jamais menée à son terme. Avec des conséquences catastrophiques, puisqu'un traitement incomplet favorise l'émergence de souches bacillaires résistantes à tout antibiotique.

Si les maladies radicalement curables sont rares, en revanche beaucoup de maladies mortelles auparavant sont devenues des maladies chroniques. Selon André Grimaldi[1], les maladies chroniques concernent en France presqu'un tiers de la population. Elles sont « sous surveillance » : ainsi des diabètes, des cancers, du SIDA…

La deuxième raison, qui découle de la première, c'est que, grisée par des succès certains mais relatifs, la médecine s'est mise à croire en un progrès infini. Donc en

[1] A. Grimaldi, Y Caillé, F. Pierru, D. Tabuteau Les maladies chroniques, vers la 3ème médecine Ed. Odile Jacob

l'immortalité. Illusoire puissance prométhéenne. La technique ne connait plus de limite. Et cette vision du monde, qui n'est d'ailleurs pas obligatoirement une pensée explicite, trouve son prolongement dans les théories, à mon avis, délirantes et à coup sûr ségrégatives, du transhumanisme.

Troisième raison La pauvreté culturelle de nombreux médecins. Pour un médecin, croire qu'on connaît l'homme à travers les seules lunettes de la médecine est une grave et fâcheuse erreur. D'ailleurs, chausser plusieurs lunettes de différentes natures ferait avancer de peu la question tellement elle est complexe ! Si plusieurs discours ne suffisent pas, alors que dire d'un discours unique ? Mais il est sûrement un point décisif qui est le suivant : la fréquentation de la littérature, de l'art, des musées, du spectacle vivant rend le médecin beaucoup plus modeste, plus humble. Il mesure à quel point son éventuelle arrogance et son éventuel mépris sont déplacés. Il est certainement enclin à davantage d'empathie et il en aura la capacité. Et en sens inverse, on est en train de se rendre compte des effets probablement très bénéfiques de l'art, de la musique… sur les maladies et les malades.[1]

Cependant, il existe une limite objective à la toute-puissance : l'amélioration globale de la santé humaine est loin d'être liée aux seuls « progrès de la médecine » mais à la généralisation du réfrigérateur pour la conservation des aliments, à l'amélioration de l'hygiène (hygiène individuelle, traitement des déchets ménagers et des eaux usées, système de distribution de l'eau).

Cette prétention à la toute-puissance n'est pas non plus dépourvue de conséquences. Conséquence en miroir : puisque la médecine se prétend toute puissante, elle n'a

---

[1] Pierre Lemarquis L'Empathie esthétique Entre Mozart et Michel-Ange Editions Odile Jacob

droit à aucun faux pas, d'où les plaintes qui s'accumulent et la déshérence pour certaines spécialités (chirurgie, anesthésie-réanimation, obstétrique). Car, dans le public, on est également très souvent convaincu que la médecine, désormais, peut tout. Avec comme conséquence, une judiciarisation effrénée de la médecine.

La « toute puissance » relève d'une idéologie dont un des aspects essentiels est celui du déni de la mort donc de la croyance, même inconsciente, en l'immortalité. Elle relève aussi de ce que la médecine détient un pouvoir qu'elle est la seule à détenir : la possibilité, qui lui est désormais offerte, de sauver de la mort certains malades car les maladies dont ils sont porteurs sont incurables spontanément. Elle nécessite une condition qui est une condition indispensable : l'absentement du malade. En quoi cela est-il indispensable ? Au fond, le malade grave sait qu'il va mourir, même si dans certains moments, il se refuse à envisager cette issue car elle est inconcevable et impensable. L'homme est probablement le seul animal qui sait pertinemment (mais là encore, ce n'est pas sûr) qu'il est mortel. Mais il le sait comme une donnée abstraite, quelque peu théorique. Qui est valable pour les autres. Mais pour lui-même ? C'est proprement inconcevable, irreprésentable. Bien qu'au fond de lui, il le sache parfaitement. Et c'est largement la médecine, tout spécialement la médecine actuelle qui accentue cette ambivalence dans la tête de tout un chacun. Car, à la différence de la médecine des siècles passés dont l'activité se cantonnait à une posture contemplative, elle obtient quelques résultats et entretient cette illusion de l'immortalité. Jean Bernard, hématologue de renom né en 1907 et mort en 2006 disait que, pour la première fois, sa génération avait connu « le passage d'une médecine presque toujours inefficace à une médecine très souvent efficace. »

Il est très rare que la médecine (donc les médecins) aborde de façon frontale dans un dialogue avec le patient, qui parvient au terme d'une maladie grave qui va l'emporter, la question de la mort. De sa propre mort. Au lieu de l'aborder de front, on sursoit, on diffère, on reporte à plus tard. Et cela, donne une fuite en avant effrénée. On peut à cet instant imaginer que le médecin s'identifie à son patient et voit à travers la mort imminente de son patient sa propre mort. Qui à son tour n'est pas pensable[1].

A l'image d'un bateau qui prend eau de toutes parts on tente de colmater les brèches qui surviennent, à chaque instant, plus nombreuses, en refusant d'admettre qu'on est sur le point de couler.

Cela donne des résultats absurdes. Qui apparaitraient clairement pour ce qu'ils sont - dénués du moindre bon sens - si on s'arrêtait quelques instants pour se poser la question de leur pertinence. Par exemple, chez un vieillard polypathologique et s'il est en état de vous dire de façon lucide ce qu'il souhaite pour la fin de sa vie (ce qu'on lui demande rarement même s'il existe les Directives anticipées qui ont le défaut consubstantiel à ce qu'elles sont, c'est-à-dire anticipées, donc par définition « hors situation »), on assiste à une surenchère et à une débauche de gestes invasifs et d'examens complémentaires dont la finalité est obscure, sauf si on admet que certains médecins n'ont pas compris que la mort survient à la fin de toute vie. En fait, ils l'ont très bien compris mais cette perspective leur est tellement insupportable (car ils la projettent sur eux-mêmes) qu'ils préfèrent ne pas l'envisager. Dans le même ordre idée ils ne peuvent admettre que la médecine curative a ses limites (tout comme la vie). Car la médecine curative

---

[1] Je renvoie ici aux nombreuses citations (et même mieux à la lecture) de « La mort d'Ivan Ilitch » de Lev Tolstoï Ed poche Folio classique p. 64 et 65

est iatrogène. Ce n'est pas une tare en soi. La question c'est de savoir si cette iatrogénie est acceptable ou pas.

La médecine occidentale, rationnelle à l'extrême, se fonde sur une idée issue du Siècle des Lumières : la puissance de la Raison et la conviction du progrès ininterrompu. Je ne peux qu'adhérer à ces fondements. Cela a porté ses fruits dans la compréhension et le traitement de nombre de maladies, dans la prévention massive des grandes maladies infectieuses qui décimaient les populations, particulièrement les enfants dans les pays pauvres.

Mais il faut modérer le propos.

Sur plusieurs aspects : le premier que j'ai déjà évoqué et que développe Michel Bass lorsqu'il argumente, à juste titre, que l'amélioration globale de la santé de la population est due en partie (et en partie seulement) aux progrès de la médecine[1].

Le deuxième aspect que je développe ailleurs dans cet ouvrage est le suivant : une conception excessive du « progrès médical » consiste chez beaucoup de praticiens à penser, même si c'est inconscient et implicite, que la médecine va finir par avoir raison de la mort et que l'homme accèdera un jour à l'immortalité. On frôle ici les thèses soutenues par le mouvement transhumaniste. Je ne m'étendrai pas davantage sur la question mais l'assertion qui précède me semble tellement adéquate que je ne vois pas comment expliquer autrement certaines conduites médicales qu'on est autorisé à qualifier d'acharnement thérapeutique.

Un dernier aspect, et non des moindres, est rappelé par Didier Sicard[2] lorsqu'il écrit : « Plus le progrès médical

[1] Michel Bass Mort de la clinique Editions L'harmattan

[2] Didier Sicard Réflexions sur le progrès en médecine Rev Med Suisse 2004 vol 0.1436

hisse la médecine à des hauteurs insoupçonnées pour quelques maladies, plus la précarité d'une population exposée à des agents pathogènes traditionnels augmente. Plus la médecine met à disposition des thérapeutiques sophistiquées pour notre monde développé, plus l'écart avec des populations défavorisées augmente. »

CHAPITRE 11

Les questions autour de la mort : acharnement, soins palliatifs, euthanasie

Quelques vérités qu'il n'est pas inutile de rappeler :

La vie humaine a une fin. Après la vie, il y a la mort. Tout le monde le sait, mais le comble du comble c'est que si tout le monde le sait, tout le monde n'en est pas sûr. Les meilleurs médecins, tout comme la meilleure médecine, ne peuvent empêcher cet état de fait. Les médecins qui considèrent que la mort de leur patient constitue un échec personnel ont tort de penser ainsi. Penser ainsi signifie implicitement que la médecine devrait un jour parvenir à rendre l'homme immortel. Peine perdue à coup sûr. L'objectif de la médecine ne réside pas dans l'obtention de l'immortalité mais dans le soin aux malades.

Qui dit soin, dit soin curatif et aussi soin palliatif. Il n'y a pas conflit ou contradiction entre les deux, il y a continuité et complémentarité. Il n'y aurait pas une médecine noble et victorieuse jusqu'à ce qu'elle finisse par admettre qu'elle ne l'est plus, qui se verrait obligée à contrecœur de passer la main à une médecine de deuxième rang : la médecine palliative. Il n'y a pas une médecine de première classe et une médecine de deuxième classe reléguée à ne s'occuper que des causes perdues et désespérées. Il n'y a qu'une seule médecine celle qui prodigue des soins aux malades, même si leurs modalités pratiques peuvent différer.

Y aurait-il une troisième médecine[1] ? Celle des maladies chroniques qui se qualifie elle-même de « médecine de l'échec » puisqu'elle accompagne des malades atteints de maladies au long cours. Au moins, la réalité et l'extrême fréquence de la maladie chronique a le mérite de nous

[1] André Grimaldi ibidem note page 71

rappeler à chaque instant les limites de la médecine et de la vie humaine.

J'insiste sur le point que la médecine palliative est une médecine à part entière. Elle fait partie, sans conteste, de la médecine en tant que telle. A condition que celle-ci s'envisage non pas dans une perspective de guérison (car, in fine, la question de la guérison est problématique) mais dans une perspective de soin au malade jusqu'au terme de sa vie. Elle n'est donc pas une sorte de supplément d'âme, dans cette période actuelle où l'idéologie qui tient le haut du pavé est celle, galvaudée et destinée à couvrir des faits peu glorieux, des « Droits de l'homme ». Développer la médecine et les soins palliatifs est une impérieuse nécessité. En 2008, le nombre de personnes décédées en France dépassait les 535.000. 2 patients sur 3 auraient dû bénéficier des soins palliatifs, seuls 30% d'entre eux environ purent y avoir accès. Et les choses, actuellement, ne bougent pas à la vitesse désirée.

La comptabilité publique vient encore compliquer les choses. Ainsi, pour résumer rapidement : un séjour de 15 jours en Soins palliatifs rapporte trois fois moins que 3 séjours de 5 jours. Au-delà de 35 jours, le forfait journalier versé est inférieur au coût journalier du patient pour l'établissement de santé. Que se passe-t-il si le malade décède avant le troisième jour ? Si le malade décède avant 0 heure, il « rapporte » 800 € et au-delà de minuit 8000€ jusqu'au 15ème jour. Comme le souligne très bien André Grimaldi, professeur de médecine à la Pitié Salpêtrière : « La mort rapide est beaucoup plus rentable que la mort subite ou la mort lente[1] ! »

La médecine palliative ne se résume pas à la morphine, loin de là. Elle veille à atténuer autant que faire se peut

---

[1] André Grimaldi L'hôpital malade de la rentabilité Ed Fayard p.50

l'inconfort de ces patients qui arrivent au terme d'une pathologie grave qui va les emporter. Je préfère utiliser ici le terme « d'inconfort » à celui de « symptômes d'inconfort ». Le premier terme a l'avantage de poser sur la personne qui va mourir un regard qui ne se disperse pas dans le recensement des différents symptômes mais qui la considère dans sa globalité. « C'est un accompagnement qui prend pleinement en compte la dimension humaine et compassionnelle de la fin de la vie. » Autant dire que c'est, à l'évidence, un travail d'équipe où toutes les compétences et expériences sont requises. C'est aussi un travail permanent de tous les jours, à toute heure du jour et de la nuit. Il est certain qu'on s'attache à rendre la douleur supportable, même s'il est rare qu'on parvienne à la supprimer totalement. Qu'on s'attache aussi à l'état de la bouche et de la peau, à la gêne respiratoire éventuelle, aux difficultés possibles du transit intestinal. Mais surtout, et on revient sans cesse sur la clinique, « l'écoute » est fondamentale pour que le patient puisse dire son angoisse à un tiers bienveillant. Il y a des instants, qui peuvent survenir n'importe quand, plus propices que d'autres pour que la parole du patient soit prononcée. Les professionnels rompus à ce genre de situation savent pertinemment que la parole du mourant diffère d'un jour à l'autre, diffère aussi selon son interlocuteur car il est, en permanence, traversé de pensées contradictoires. Un mourant tiendra un discours à l'infirmière, qu'il sent plus proche de lui, autre que celui dont il usera face au médecin.

Quoi qu'il en soit on n'insistera jamais assez sur l'importance indiscutable de « Vivre sa vie jusqu'au bout » car « Le temps de la fin de vie doit être considéré comme une période pleinement signifiante de l'existence humaine et non pas comme un non-sens absolu à repousser à tout prix. »

Si l'on se situe dans le soin, on a du mal à comprendre les arguments en faveur de l'euthanasie. Bien qu'il existe un texte très troublant de Canguilhem à ce sujet que je vais évoquer dans quelques instants. Evidemment, il est difficile de se voiler la face, en n'admettant pas que dans quelques circonstances probablement assez rares le recours à l'euthanasie ne puisse se légitimer. Mais les tenants de l'euthanasie sont en partie des malades (je désapprouve le terme « politiquement correct » d'usagers, qui est la cause et la conséquence de bien des dérives) regroupés en associations qui s'apparentent à des lobbies et qui ont un rapport de type nouveau aux médecins. C'est un rapport de type consumériste, lobbyiste dont la subjectivité consiste à faire pression sur les médecins afin qu'ils administrent au malade qui l'a décidé la seringue de produit mortel à la date qui convient au patient. Preuve supplémentaire de la grave détérioration de la relation médecin malade.

Certains médecins jusqu'au-boutistes, lorsqu'ils se rendent compte que la situation a dépassé les limites de la capacité curative, « jettent l'éponge » et en appellent, dans leur for intérieur, à ce qu'on en finisse au plus vite. Objectivement, qui peut nier qu'il y ait une alliance extrêmement délétère pour la médecine et surtout pour le malade entre, d'un côté, les médecins jusqu'au-boutistes (qui de fait sont systématiquement en échec, puisque la vie a toujours un achèvement) et les malades organisés en lobbies ? Si cette configuration prend de l'ampleur, la médecine va exploser au détriment de la mise en place d'un rapport médecin-malade purement consumériste et lobbyiste. (Il y a, naturellement, bien d'autres motifs d'explosion). Il est urgent de se ressaisir. On a parlé à plusieurs reprises du médecin qui devient insidieusement un « ingénieur en santé ». Le pendant logique, du côté du malade, est que celui-ci devienne un consommateur. On n'a rien à gagner à cette transformation. Je précise ici qu'il s'agit de mon point de vue de médecin et qu'il faut entendre tous les points de vue. La question est trop grave pour imaginer qu'on est seul détenteur de la vérité.

Il serait extrêmement présomptueux de ma part de clore une discussion aussi compliquée de façon aussi brutale. Je voudrais dire que j'admets, évidemment, des positions aussi argumentées, à juste titre, comme celle que soutient Georges Canguilhem [1] dans un entretien radiophonique qu'il eut en 1975 avec Henri Péquignot, médecin interniste à l'hôpital Cochin à Paris.

Canguilhem dit du « droit à la mort » que c'est une expression ambiguë et paradoxale dans la mesure où la mort est un fait universel et que l'on ne saurait revendiquer un droit là où il ne pourrait être question de devoir. La question est de savoir si ce choix fonde un droit du malade à la mort et si la demande d'être aidé à mourir qu'il adresse à son médecin fonde pour celui-ci un devoir. La demande de mort implique un renversement du sens de l'appel du malade ainsi qu'un renversement du rôle du médecin. Le médecin n'est plus appelé à traiter ni a fortiori à guérir la maladie, mais à s'abstenir d'agir contre elle. Il n'est plus appelé à conserver la vie, mais à soulager la souffrance, y compris en hâtant le moment de la mort. La demande d'être aidé à mourir est donc vue par le médecin comme une demande, difficilement acceptable, de renoncer à son rôle, de se désengager de son action et de rompre la relation médicale. Canguilhem soutient que le sujet humain a le droit de décider sa mort et la conséquence en serait que si le médecin accède à sa demande, il n'interrompt pas l'action et la relation médicale, mais la poursuit.

---

[1] Georges Canguilhem et Henri Péquignot Cahiers du Centre Georges Canguilhem 2010/1 N°4 13-52

C'est une manière honnête et élégante de réconcilier les points de vue du malade et du médecin.

Canguilhem insiste sur le fait que cette décision ne peut être qu'individuelle, fondée sur une relation de confiance, sur la compréhension de la subjectivité du patient et le sens de la responsabilité du médecin. En outre, il est défavorable à toute loi sur l'euthanasie car la publicité de ces actes nuirait à la confiance des patients dans la relation médicale, la loi ne saurait prescrire un devoir d'aider à mourir, enfin elle ferait courir le risque de dérives criminelles. Il est vrai que l'époque est à l'affût des initiatives qui accentuent la judiciarisation des rapports sociaux. Au fond, ce que je trouve dommage et dommageable, c'est que, de facto, certains patients et probablement des médecins également s'organisent sur cette question des derniers moments comme s'il s'agissait d'une guerre. Lobby contre lobby. Il n'y a rien à condamner dans le fait que les malades se regroupent pour s'entraider, échanger des expériences, se soutenir mutuellement. Ce que je réprouve, c'est l'organisation de camps qui se feraient face et finiraient par s'affronter. La résolution des difficultés qui surviennent dans les derniers instants d'un malade grave qui va mourir relève du colloque singulier entre le patient et « son » médecin.

Un maitre-mot devrait guider le praticien dans ces instants qui sont cruciaux pour le patient : l'humilité. Car avant de mourir, le malade demeure un être humain pleinement vivant. Rempli de contradictions et d'ambivalence, de propos contradictoires. Plus qu'à tout autre moment, le médecin doit humblement être au service du mourant.

La médecine doit éviter, au moins, deux sortes d'écueils.

Le premier écueil, c'est de faire en sorte que l'activité médicale ne vienne pas empiéter sur les rituels de deuil. La société se doit d'honorer ses morts, d'assister aux funérailles, de rendre hommage à celui qui fut. Avec la pandémie de Covid 19 on a vu des scènes glaçantes où les morts étaient presqu'enterrés à la sauvette devant un public restreint. Créon prenait sa revanche sur Antigone. La civilisation n'allait-elle pas reculer devant un retour de la barbarie ? La médecine n'avait pas le monopole de la responsabilité dans cet état de fait, ni même la première place, mais elle y avait sa part.

On pourrait extrapoler ce qui vient d'être dit à la période agonique, car il est possible de dédramatiser ce moment. C'est même nécessaire et indispensable devant l'emballement auquel on assiste fréquemment. Emballement dont la cause principale est à rechercher du côté de la profonde névrose qui affecte les sociétés occidentales contemporaines face à la mort. Névrose dont la conséquence, délétère pour le patient, est que dans ces moments les uns et les autres sont totalement déboussolés et sans repères sur ce qu'il faut faire. Dans une situation donnée, il est quand même assez rare qu'on ne puisse pas dire qu'on est parvenu chez un patient à un stade irréversible. Le caractère irréversible de l'évolution de la pathologie ou de l'état global du patient indique à tous que ce qu'on appelle « l'acharnement thérapeutique » est de toute évidence injustifié. « Acharnement thérapeutique » qui, pour le coup, porte bien son nom. L'agonie est par elle-même pénible, il n'est pas nécessaire d'y rajouter une violence injustifiable. Essayons ensemble d'adoucir la période agonique.

Le deuxième écueil, celui qui est au cœur des doutes, des errances, des hésitations dans la réalité pratique quotidienne des derniers jours voire des dernières semaines, renforce la conviction que l'humilité est de mise et qu'il faut bien se garder de toute certitude. Pour la simple raison qu'on est très souvent (ou même presque tout le temps) dans l'erreur. C'est vrai pour ce qui concerne la fixation d'une échéance :

il est tout à fait illusoire d'imaginer que le médecin est en mesure de dire quand ce malade va décéder. Car dans ces instants, la subjectivité du patient fonctionne à plein. Il est banal de constater que le patient va rassembler toute l'énergie dont il dispose pour partir une fois qu'il aura revu son fils venu exprès d'Australie assister son père dans les derniers instants. A vrai dire, il n'y a pas que dans ces instants où la subjectivité du malade fonctionne à plein. Les nombreux exemples de maladies graves (souvent considérées comme des « arrêts de morts ») où les patients déjouent les pronostics de la médecine abondent. C'est vrai aussi lorsqu'il s'agit de décider qu'on est dans la proximité de l'obstination déraisonnable et qu'il faut cesser d'être dans l'acharnement thérapeutique. Et puis, il faut l'admettre, lorsqu'on administre certaines substances à visée antalgique, anxiolytique, elles peuvent provoquer la mort. Je crois que ça fait partie du métier de médecin et ce serait quelque peu hypocrite de jouer les vierges effarouchées en proclamant qu'on n'avait pas l'intention de donner la mort. C'est quand même le geste qui visait le soulagement qui est la cause du décès. Bien sûr, on reste médecin dans ces occurrences, mais le plus important, me semble-t-il, c'est d'être une femme ou un homme avec la vérité des rapports humains plus que jamais.

Pour conclure ce chapitre complexe, mon expérience m'a appris qu'il faut se garder de toute idéologie. On n'est pas pour ou contre l'euthanasie, on n'est pas pour ou contre « l'acharnement thérapeutique ». Dans la même perspective, quel sens peuvent bien avoir les « directives anticipées » ? Ou légiférer sur tel ou tel sujet. Il faut se situer dans l'humilité, en même temps que dans la précision et la méticulosité de l'immédiateté de l'instant, qui diffère de l'instant qui précède et de l'instant qui va suivre. Et tenter d'adapter son action à l'éminente variabilité des instants qui se succèdent.

CHAPITRE 12

Au nom de la sécurité, y compris pour les bien-portants, la médecine s'introduit dans tous les domaines de la vie.

Haro sur l'a-normal. Tout doit être normé, surveillé, évalué, sous contrôle. Gare à l'anomalie.

Dès le premier trimestre de la grossesse, le fœtus dans le ventre de sa mère sera évalué, traqué, échographié à la recherche de la tristement célèbre « clarté nucale », petite zone du crâne qui ne renvoie pas l'écho. Et s'il s'agissait d'un fœtus qui donne naissance à un enfant trisomique ? Avec pour conséquence, des décisions qui peuvent être terribles : l'interruption thérapeutique de grossesse. Naturellement, je n'ajouterai pas ma voix aux fanatiques religieux qui ne cessent d'hurler leur opposition farouche et bornée à l'interruption de grossesse. Le problème n'est pas là, mais ici, en l'occurrence, la médecine a transformé la grossesse, qui devrait être un moment heureux résultant du projet de deux êtres qui s'aiment, en un parcours du combattant jalonné de phases de surveillance, où tout est dramatisé.

Aujourd'hui, en Occident en tous cas, la médecine a opéré une mainmise totale sur le moment de l'accouchement : techniquement, il est indiscutable que cela a fait disparaître les fièvres puerpérales, qui à la fin du XIXème siècle, par un manque d'hygiène manifeste, tuaient 10 à 20% des parturientes. Globalement, la mortalité des moments qui entourent la naissance a été réduite de beaucoup. La maîtrise de la douleur est aussi un progrès réel.

Néanmoins, une amie sage-femme m'a objecté, à juste titre : « Que la douleur soit devenue un enjeu en obstétrique dans les années 1950 est fondamental, mais que les nombreuses inventions qui ont été faites au cours des années suivantes se soient refermées avec l'arrivée de la péridurale est problématique. Il n'y a pas de raison d'être opposé à la péridurale de manière catégorique, mais qu'elle domine aujourd'hui les réponses possibles à la douleur et surtout qu'elle laisse les femmes seules, allongées sur le dos, immobiles et ne sentant rien du passage de leur bébé vers le monde extérieur est parfois très dur pour les femmes. Au nom de l'absence de douleurs, elles sont placées dans une incapacité par la médecine qui leur dit tout de leur propre accouchement, comme si elles en étaient véritablement extérieures. Il arrive souvent, par exemple, que dans les dernières minutes avant la naissance, les femmes ne sentent plus leurs contractions, et que ce soit la main de l'auxiliaire qui les informe de leur présence. Bien sûr, il n'est pas obligatoire que les femmes dussent souffrir pour vivre pleinement, et avec leur bébé, l'accouchement, mais la douleur peut être le moyen d'appeler la mère à être présente, à traverser cette épreuve, à découvrir une nouvelle capacité en elle, immense et inédite ; pour autant, évidemment, qu'elle puisse être accompagnée et entourée dans cela par des soignants. Si pour certaines femmes et dans certaines situations, la péridurale est la condition pour vivre véritablement l'accouchement sans être submergée par la souffrance, viser à absenter pour toutes les femmes la douleur elle-même est problématique. »

Les progrès évoqués plus haut ne sont pas sans contrepartie : beaucoup de femmes se plaignent dans ces moments des touchers vaginaux à répétition dont elles se demandent ce qui peut bien les justifier. Beaucoup, aussi, se plaignent de ce que certaines équipes ont « l'épisiotomie[1] facile ». Enfin, les femmes sont obligées d'accoucher sur le dos. C'est peut-être plus confortable pour l'obstétricien mais pas pour les femmes. Encore aujourd'hui, dans les

---

[1] Episiotomie, selon le Larousse : « incision de la vulve et des muscles du périnée, pratiquée pour empêcher une déchirure spontanée, lors de certains accouchements ».

sociétés traditionnelles, les femmes accouchent dans toutes les positions sauf sur le dos : en position assise chez les Dogons, peuple animiste qui vit aux confins du Mali et du Burkina Faso, à genoux chez les Haoussas du Niger, en Afrique de l'Ouest, le plus souvent accroupies. Le solde de cette mainmise, c'est un progrès indiscutable sur la sécurité des femmes. Mais, à quel prix ? Ce qui constituait l'acte fondateur de toute vie humaine avec ses aspects merveilleux et bouleversants est aujourd'hui réduit à sa seule dimension biologique et médicale. Ce n'est pas pour rien que certains obstétriciens brandissent, tel un étendard, l'aphorisme : « Mettre au monde est une pathologie ». Sur ce point, le débat est vif entre médecins ; il ne date pas d'hier. D'un côté il y a ceux qui, comme Patrick Bensoussan publiait en 2000 le livre « La grossesse n'est pas une maladie ». Face à cette position, celle de François Mauriceau (1637-1709) qui, à la fin du XVIIème siècle inventa l'obstétrique. Voilà ce qu'il enseignait : « C'est une maladie que la grossesse, une patiente que la femme enceinte, tourmentée, douloureuse, ayant des chagrins et des sautes d'humeur d'autant plus qu'elle est oisive et imaginative. »

Et ça continue ainsi tout au long de la vie. Ensuite, il y a les conseils médicaux sur l'alimentation infantile : lait hypoallergénique, le lait infantile le plus adéquat pour l'alimentation de bébé… Depuis des siècles, les mères transmettaient aux filles ce qu'elles avaient à savoir.

De même, chez les enfants, surtout lorsqu'ils commencent à être scolarisés ou admis en crèche, surviennent, à la mauvaise saison, des affections respiratoires et de la gorge, du nez et des oreilles. Celles-ci sont généralement banales et sans gravité. Elles sont, le plus souvent, d'origine virale. Bien sûr, l'examen de l'enfant par un médecin n'est pas superflu. De là, à en faire « une maladie », si je peux dire, il y a de la marge ! Et nombre de parents se font les porte-paroles des trusts pharmaceutiques pour exiger que soient prescrits des antibiotiques et nombre de médecins de leur emboîter le pas (par lassitude ou par paresse intellectuelle). Naturellement, au bout de quelques jours, la fièvre descend. « Vous voyez bien, Docteur, j'avais raison de vous demander des antibiotiques ». Mais si l'enfant n'en avait pas pris, la fièvre ne serait-elle pas redescendue ? Très probablement que si. Grâce à la prise de simples médicaments contre la fièvre. Ceci n'est pas sans conséquences, car l'usage excessif et déraisonnable, non-fondé et non-argumenté, de l'antibiothérapie produit le fâcheux résultat de sélectionner des germes microbiens qui résistent à tous les antibiotiques traditionnels. Et lorsqu'on se trouve en présence de germes provoquant des tableaux infectieux sévères chez des patients atteints de maladies graves, que fait-on ? Où l'on voit, par cet exemple, une preuve supplémentaire que la médecine a fait main-basse sur la vie et le cerveau de chacun, y compris dans ses détails les plus quotidiens. Et lorsqu'on interroge les « gens » sur ce qu'ils savent des antibiotiques, on entend toutes sortes de réponses : c'est un médicament qui fait baisser la fièvre, c'est un anti-inflammatoire, ça peut même être la panacée, rarement c'est un anti-infectieux, inefficace sur les virus et actif dans les infections microbiennes. Cela pose une vaste question : celle de la culture médicale de la population. Et qui est l'acteur (ou les acteurs) de l'éducation dans ce domaine ? Ce n'est hélas ni l'éducation nationale, ni l'Université, ni les médecins. Ce sont les laboratoires pharmaceutiques et les spots publicitaires.

Une preuve supplémentaire que désormais la médecine s'occupe de tout. Elle s'occupe encore des malades, plus ou moins bien, car il y a des malades qui intéressent plus ou moins la médecine. Ce sont surtout les maladies qui intéressent plus ou moins la médecine, davantage que les malades. Mais, aujourd'hui, la médecine, encouragée d'ailleurs par les lobbys pharmaceutiques, lorgne sérieusement vers les bien-portants. Knock à son apogée : « Tout homme bien-portant est un malade qui s'ignore ». Pensez donc si c'est intéressant d'administrer chaque jour un médicament pour faire baisser le taux de cholestérol à quelqu'un qui n'est pas malade : ça en fait du monde.

Puis ça continue avec la puberté : vient le temps de la contraception. Puis la ménopause, puis la vieillesse… Je ne dis pas que la contraception est une mauvaise chose ; c'est une formidable libération pour les femmes. N'empêche que ce fut l'occasion pour la médecine d'étendre considérablement son emprise.

Ne parlons pas de la maladie mentale. Il faudrait mettre cette locution entre deux très gros guillemets. Qui n'a pas ses moments de tristesse, de nostalgie, de doute ? Peut-on prévoir la durée du deuil ? Cela varie selon les individus et selon la nature du lien qu'on entretenait avec la personne disparue. Or tout cela est inconcevable selon les guidelines de la psychiatrie officielle. Le deuil dure quinze jours et pas un de plus. Le nombre de « troubles bipolaires » a été multiplié par 10, depuis que cette dénomination a remplacé celle de psychose maniaco-dépressive. 20 à 25% des étudiants sur les campus aux Etats-Unis sont traités par antidépresseurs. Est-ce bien raisonnable ?

La médecine moderne, par la connaissance qu'elle a, aujourd'hui, de la physiopathologie, par les outils technologiques qu'elle est à même de déployer pour le diagnostic et par les moyens thérapeutiques dont elle dispose, est performante. C'est incontestable. Mais elle n'en demeure pas moins critiquable sur plusieurs aspects : sa propension à vouloir occuper toute la place pour ce qui est des maladies et des malades et d'en exclure tout autre discours. Ensuite dans un désir permanent d'étendre toujours davantage sa puissance, elle en vient à traiter sans discernement des populations de gens bien-portants : on l'a vu avec l'obsession effrénée de « faire baisser le taux sanguin de cholestérol », avec le dépistage des cancers du sein et de prostate où l'on traite à tort des malades qui n'en sont pas, avec les conséquences délétères qui en résultent. L'accouchement et la fin de la vie ont été médicalisés à outrance : il faut admettre que cela a constitué une amélioration de certains de leurs aspects difficiles à supporter. La douleur, en particulier, s'est trouvée grandement soulagée. Mais au prix d'une évacuation de ce qu'il y avait d'humanité et de spiritualité dans ces deux expériences qui devaient rester ce qu'elles étaient : un moment unique et irremplaçable dans la vie des hommes et des femmes.

Ce n'était pas inéluctable que la médecine occupe la totalité de la place. Elle aurait pu se mettre au service de l'homme et non régenter tous les aspects de sa vie.

CHAPITRE 13

La pauvreté culturelle des médecins.

La pauvreté culturelle, outre l'aspect inattendu, peut-être, mis en évidence par le rapport de l'Académie de Médecine, d'une pauvreté lexicale répandue qui ne permet pas de parler aux malades et leur entourage avec aisance et précision, c'est aussi une méconnaissance de ce qui peut être dit ailleurs que dans le strict discours médical sur les malades et les maladies.

A la décharge des étudiants en médecine d'aujourd'hui, la période actuelle, qui célèbre tant la marchandise et l'immédiateté, encourage plus le divertissement que la culture. Pasolini, poète et cinéaste italien assassiné en 1975, soutenait quant à lui que la culture est ce qui s'oppose au divertissement. Et la charge de travail énorme infligée aux étudiants en médecine ne leur permet guère de se consacrer à autre chose qu'à leurs études, héritiers qu'ils sont d'un lycée où, au fil des années, la spécialisation n'a fait que s'accentuer et de manière plus précoce.

Les enseignants en faculté de médecine sont certainement conscients du problème de la formation hypertechniciste des étudiants et depuis une vingtaine d'années environ ont pensé qu'il serait fort utile d'introduire ou de réintroduire l'étude des sciences humaines dans le cursus. Il faut noter cependant qu'en 2019, au sein des 37 universités de médecine en France, la moitié d'entre elles n'avait toujours pas introduit ces nouveautés.

Que pensent les étudiants en médecine de cet apport ? Il ne faut pas s'imaginer que ce genre de proposition accueille l'assentiment de tous. Loin de là. Une partie non négligeable d'entre eux trouve cet enseignement inutile, ce serait du temps perdu. La relation médecin malade serait donc du temps perdu. Il est permis de se demander quelle est la motivation de jeunes gens se destinant à la médecine qui tiennent ce genre de propos.

De nombreux auteurs ont traité des maladies dans la littérature : c'est le cas d'Albert Camus dans « La peste », de Jean Giono avec « Le hussard sur le toit » (l'épidémie de choléra vers 1830 en Provence). JMG Le Clezio dans son roman « La quarantaine » évoque la variole, Thomas Mann, situe un de ses romans les plus connus : « La montagne magique » dans un sanatorium où se retrouvent des personnes convalescentes d'une tuberculose, Nietzsche aborde la folie avec « Ainsi parlait Zarathoustra », Dostoïevski dont toute l'œuvre est constellée d'allusions à sa propre épilepsie tout comme Proust pour son asthme, Fritz Zorn dont le célèbre livre « Mars » parle du cancer qui l'emportera, de même pour Hervé Guibert malade du SIDA. De nombreux auteurs ont fait œuvre littéraire autour des conséquences de la « maladie d'Alzheimer » : Christian Bobin, Éric Fottorino, Colette Fellous, les japonais Yasushi Inoué et Sawako Ariyoshi.

Ainsi, « Angelo Pardi, jeune colonel de hussards exilé en France, est chargé d'une mission mystérieuse. Il veut retrouver Giuseppe, carbonaro comme lui, qui vit à Manosque. Mais le choléra sévit : les routes sont barrées, les villes barricadées, on met les voyageurs en quarantaine, on soupçonne Angelo d'avoir empoisonné les fontaines ! Seul refuge découvert par hasard, les toits de Manosque ! Entre ciel et terre, il observe les agitations funèbres des humains, contemple la splendeur des paysages et devient ami avec un chat. Une nuit, au cours d'une expédition, il rencontre une étonnante et merveilleuse jeune femme. Tous deux feront route ensemble, connaîtront l'amour et le renoncement » rapide évocation de l'épidémie de choléra qui sévit en Provence en 1832, sous la plume de Jean Giono.

Ce récit rappelle par certains aspects la pandémie actuelle de Covid 19.

« La physique et les sciences naturelles l'intéressaient, et il trouvait que dans la vie pratique il fallait avoir une profession qui fût utile à la société. Il avait donc fait sa médecine.

Quatre ans plus tôt, lorsqu'il était en première année, il avait passé tout un trimestre à faire de la dissection dans les sous-sols de l'Université. Il descendait dans le souterrain par un escalier coudé. Par petits groupes, ou chacun de son côté, des étudiants ébouriffés étaient massés dans le fond de l'amphithéâtre d'anatomie. Les uns, derrière un rempart d'ossements, rabâchaient leurs cours et feuilletaient de vieux manuels usés et défraîchis, d'autres anatomisaient en silence dans les coins, d'autres faisaient les pitres, lançaient des plaisanteries et donnaient la chasse aux rats qui couraient en grand nombre sur les dalles de la morgue. Dans la pénombre on voyait luire comme du phosphore des cadavres inconnus dont la nudité frappait le regard : de jeunes suicidés non identifiés, des noyées bien conservées et encore intactes. Les sels d'alumine qu'on leur avaient injectés les rajeunissaient et leur donnaient une rondeur trompeuse. On disséquait les cadavres, on les découpait et on les préparait, et la beauté du corps humain restait fidèle à elle-même jusque dans leur moindre fragment, si bien que l'étonnement que l'on éprouvait devant le corps entier d'une ondine jetée n'importe comment sur le zinc de la table ne cessait pas lorsqu'il se reportait sur un de ses bras détachés ou sur une de ses mains tranchées. L'odeur de la formaline et du phénol remplissait le sous-sol, et l'on sentait partout la présence d'un mystère ; c'était le destin inconnu de ces corps allongés, c'était le mystère même de la vie et de la mort, qui s'installait ici tout à son aise, comme à son domicile ou à son quartier général. » [1] lit-on dans le magnifique roman de Boris Pasternak : « Le Docteur Jivago. »

La pauvreté culturelle a pour conséquence qu'il existe un nombre important de médecins qui sont convaincus que seul le discours médical est à même de rendre compte de la maladie à défaut de rendre compte du malade. Dont d'ailleurs beaucoup n'imaginent même pas qu'il y ait à en rendre compte. Et pourtant, on apprend beaucoup de choses en lisant des romans… Mais ceux qui sont dans cette posture sont sûrs de leur fait : ils se croient infaillibles, exempts de toute critique, d'un mépris absolu vis-à-vis du malade qu'ils considèrent comme stupide et ignorant. Ce sont ceux dont les patients rapportent les propos stéréotypés du genre : « C'est quand même moi le médecin » ou « Vous n'allez pas m'apprendre mon métier… »

Il serait souhaitable que le médecin dépasse ses compétences de « technicien » pour être un « honnête homme ». Ce qu'il est souvent d'ailleurs. L'intérêt au monde (par l'art, la littérature…) en apprend autant ou plus sur le monde des malades et de la maladie que les traités de médecine.

Ainsi Christian Bobin, dans son recueil « La présence pure[2] » nous éclaire sur le quotidien de son père qui a « perdu la raison » et la mémoire : « Hier mon père avait la grippe. Elle ajoutait à sa faiblesse. Pour le déplacer de sa chambre à la salle du rez-de-chaussée, il a fallu le mettre sur un fauteuil roulant. Puis la vie désormais habituelle a repris : le sourire de ma mère. Les gaufrettes et le yaourt au cassis. Le café brûlant servi dans un gobelet de plastique. La conversation avec d'autres familles présentes. Mon père

---

[1] Boris Pasternak Le docteur Jivago Ed. Folio p.90

[2] Christian Bobin La présence pure et autres textes NRF Poésie Gallimard

ce jour-là a encore moins parlé que d'habitude. Il comptait et recomptait les boutons de son gilet. Cette activité semblait ne devoir jamais le lasser. Il ne sait presque plus lire. Il a déserté la lecture comme beaucoup d'autres choses. Cet après-midi il ne savait plus que compter les boutons de son gilet, sentir leur épaisseur entre ses doigts, lentement. Il n'y avait dans ce geste qu'un trésor de patience et de fièvre. A la même heure, dans le monde, des millions d'hommes devaient s'épuiser dans toutes sortes de gestes. Aucun, j'en suis sûr, n'accomplissait un geste aussi rayonnant de calme que celui-ci : compter et recompter les boutons d'un gilet comme on fait rouler les grains d'un chapelet entre ses doigts, doucement et en ne pensant à rien. »

Canguilhem soutient « qu'il est constant que les médecins cherchent plus volontiers la philosophie de leur art dans la littérature que dans la médecine ».

J'aime beaucoup l'opinion émise par Didier Sicard lorsqu'il écrit[1] : « Le cinéma sera peut-être le représentant le plus fort de l'art au XXIème siècle car il est la seule forme d'expression qui permette de dépasser les apparences d'une société, de révéler les zones grises. De ce point de vue, je suis persuadé qu'un étudiant en médecine attentif à la production cinématographique a toutes les chances de devenir un bon médecin. »

Alors que l'Académie de médecine en 2011 s'alarmait de l'inculture des étudiants en médecine en ces termes : « L'une des particularités identifiables parmi les étudiants s'inscrivant en première année, est une grande faiblesse dans le domaine des « humanités », qui ne prédispose pas à la pratique de l'humanisme. Sur ce sujet de la préparation aux études de médecine et des conditions de formation, le témoignage d'un directeur de centre marqué par sa

[1] D. Sicard La Médecine sans le corps Editions Plon p.206

spécificité d'accueillir des étudiants pour un « complément de formation humaine, éthique, professionnelle et spirituelle », est particulièrement significatif, puisque son auteur a confronté ses observations avec celles acquises auprès d'étudiants des grandes écoles. Issus pour la plupart de la filière scientifique, note-t-il, la majorité des étudiants de première année (avec de remarquables exceptions) révèle une grande pauvreté culturelle en général, et littéraire en particulier. L'expression en français de beaucoup est très pauvre, le vocabulaire restreint, les adjectifs stéréotypés à tel point qu'ils peinent à adapter leur langage avec les adultes et particulièrement les malades ». Le sens psychologique est très souvent peu développé pour ce qu'on dénommait la « connaissance de l'âme humaine » [17]. Les sections scientifiques ne leur permettent pas d'acquérir les outils philosophiques basiques nécessaires à la réflexion éthique. Ils n'ont pas l'aisance nécessaire, pas le goût pour lire sans efforts excessifs des articles sur les questions d'éthique médicale ou les problèmes de santé. Ils appartiennent à des générations formatées par des médias qui, dans le domaine de l'éthique biomédicale, privilégient l'émotion par rapport à la réflexion. Comme le constatait Georges Bernanos, « les hommes de ce temps ont la tripe sensible et le cœur dur ».

Didier Sicard [1] pose une question fondamentale : « Pourquoi l'art est-il plus nécessaire que jamais dans cette médiation entre la personne et l'univers médical de plus en plus froid et technique qui l'entoure ? ». Il ajoute : « Depuis toujours, l'art a eu une fonction de découverte de ce qui ne peut être exprimé par les mots scientifiques. » Je dois dire que le chapitre qu'il consacre à la chorégraphie m'a bouleversé : « La chorégraphie fait advenir le corps intime de façon toujours surprenante et c'est un des enseignements

---

[1] D. Sicard La médecine sans le corps Editions Plon p.169

de cet art que de montrer à la médecine ce que peut un corps. »

Dans la chorégraphie : la réalité du corps ressurgit pour mettre en cause sa marchandisation. La référence médicale constitue la nouvelle identité du corps ; ce que dira la médecine sera la vérité du corps.

Pour terminer ce chapitre, j'ai voulu abondamment citer des extraits du court roman de Léon Tolstoï « La mort d'Ivan Ilitch » : je trouve que tous les étudiants en médecine devraient lire ce texte, qui n'en apprend certainement plus qu'aucun autre, sur toutes les émotions, les colères, les contradictions, les regrets qui traversent quasiment simultanément l'esprit d'un homme qui sent, avec lucidité, que sa mort est proche.

La mort, c'est les autres : « Le fait même de la mort d'une proche relation provoqua comme toujours chez tous ceux qui l'apprirent un sentiment de joie : « C'est lui qui est mort et pas moi ». » « Ils s'en fichent, pourtant ils mourront aussi. »

Sur les médecins : « Tout se passa comme il s'y attendait… L'attente, les grands airs de supériorité doctorale, puis les percussions, l'auscultation, les questions appelant des réponses toutes faites et visiblement inutiles, la mine sentencieuse qui laissait entendre : « Remettez-vous en à nous… » Le médecin lui dit : « Ceci, cela semble indiquer que vous avez telle ou telle affection…si cette hypothèse se confirmait, alors… » Pour Ivan Ilitch, une seule question importait : « Son état était-il ou non alarmant ? » De son point de vue de médecin, c'était une question vaine, ne méritant pas d'être prise en considération : seule existait la supputation des probabilités… « Quand il consultait des médecins, là, il lui semblait que son état empirait, et même très rapidement. Et malgré cela, il n'arrêtait pas de consulter. » « Le médecin se frotte les mains avec entrain, d'un air réconfortant. « Bon, alors, qu'en est-il ? Alors, ça va bien ? Comment avez-vous passé la nuit ? ... » Le médecin commence à examiner son malade d'un air grave, il lui prend le pouls, la température, il passe ensuite aux percussions, à l'auscultation. Ivan Ilitch sait parfaitement et sans l'ombre d'un doute que tout cela n'est que du vent, de la tromperie pure ; mais quand le médecin s'étant mis à genoux, s'étire au-dessus de lui en appliquant son oreille tantôt plus haut, tantôt plus bas et pratique avec un air des plus entendus divers mouvements de gymnastique, Ivan Ilitch se prête à cette comédie… »

La solitude face à la mort : « Et cette vie au bord du précipice, il fallait la vivre seul, sans un seul être qui le comprenne et qui le plaigne. » « Une solitude qui n'aurait pu être plus totale, une solitude effrayante »

L'angoisse de mort : « Oui, la vie était là, et voilà qu'elle s'en va et que je ne peux pas la retenir. » « J'avançais de plus en plus près du précipice. Mes forces diminuaient. » « Il ne se peut pas que je doive mourir. Ce serait trop affreux. » « Quand il est seul, l'angoisse est affreuse, il a envie d'appeler quelqu'un. »

Le mensonge : « Ce qui tourmentait le plus Ivan Ilitch, c'était le mensonge, le mensonge admis, sans qu'on sût pourquoi, par tout un chacun, selon lequel il n'était que malade et non mourant, et qu'il n'avait qu'à rester au calme et à se soigner pour que tout s'arrange très bien… Et ce mensonge le mettait au supplice : qu'on ne voulût pas reconnaître ce que tout le monde et lui-même savaient, et qu'on voulût tourner en mensonge l'horrible situation où il se trouvait, et qu'on voulût l'obliger à participer lui-même à ce mensonge… » « Arrêtez de mentir, vous savez aussi bien que moi que je me meurs, alors, au moins, arrêtez de mentir. »

De quoi a besoin le mourant : « Il avait surtout envie que quelqu'un le plaigne comme un enfant malade. Il avait envie d'être cajolé, embrassé. »

L'ambivalence : « Toujours la même chose. Tantôt brille une minuscule espérance, tantôt déferle une marée de désespoir, et toujours, toujours la même douleur, la même angoisse, et tout est toujours pareil. » « Depuis la première fois qu'Ivan Ilitch s'était rendu chez le médecin, sa vie se partageait en alternance entre deux états d'esprit opposés : d'un côté le désespoir et l'attente d'une mort incompréhensible et horrible, de l'autre l'espérance et une attention aiguë portée à l'activité de son corps. »

CHAPITRE 14

Les niveaux de preuve en médecine : un discours non scientifique

Certains soutiennent que la « médecine scientifique » s'appuie sur des niveaux de preuve A, B, C, et consensus d'experts. L'existence de ces différents niveaux de preuve justifierait que, désormais, on utilise la locution « médecine scientifique ».

Pour ceux qui ne sont pas familiers de ces lettres, A représente un niveau de preuve dit fort : il s'agit de méta analyses, c'est-à-dire de revues systématiques de la littérature médicale sur un sujet donné. Ou encore d'ERC (essai randomisé contrôlé ou essai clinique randomisé contre placebo).

Une recommandation de grade B est fondée sur une présomption scientifique fournie par des études de niveau intermédiaire de preuve : essais comparatifs de faible puissance, études comparatives non randomisées bien menées, études de cohorte.

Recommandation de grade C fondée sur des études de moindre niveau de preuves : études cas-témoins, séries de cas…

Quant au consensus d'experts, ce ne sont que des opinions de « leaders d'opinion ».

Et certains d'expliquer que les « essais cliniques randomisés » (en double aveugle contre placebo) viennent redonner vigueur à la clinique contre la médecine qui serait fondée sur la physiologie et la pharmacologie[1]. S'il est vrai

[1] R. Boussageon et col. Critique du modèle additif de l'essai clinique randomisé Thérapies Vol 63 Issue1 Jan Feb 2008 29-35

que les « essais cliniques randomisés » viennent (ou non[1] d'ailleurs) apporter la preuve de l'efficacité de tel ou tel médicament dans telle ou telle situation pathologique spécifiée, il est bien prétentieux d'en tirer la conclusion que la médecine qui a recours à de telles procédures serait scientifique. A la façon des sciences « dures ». Il faut séparer en deux le propos : cette procédure renforce la clinique en lui donnant des outils dont la rationalité est améliorée par rapport aux « préférences » très subjectives des thérapeutes lorsqu'ils rédigent une prescription. Mais, cela se situe, effectivement, dans le domaine de la clinique et n'apporte pas davantage de « scientificité » à la clinique, qui, en réalité, dans le cas présent, ne change pas de nature. Que l'on cherche à prouver que telle ou telle thérapeutique médicamenteuse est efficace dans une situation pathologique donnée et d'en fournir la preuve, cela ne confère pas pour autant à la médecine le statut de discipline scientifique. Au sens classique d'une « science dure. » Tout simplement parce que ce genre de pratique n'est pas réfutable[2]. Si la physiologie est contredite par ce genre d'essai clinique, cela bénéficiera certainement au malade. Indiscutablement. Ce qui prouve, entre parenthèse, que la physiologie (ou physiopathologie), ici mise en défaut, elle, relève de la démarche scientifique telle qu'on l'entend communément, car elle est réfutable.

La réalité me semble la suivante : devant l'abandon ambiant de la clinique, qui est la base de la science médicale, on donne l'illusion de se parer d'oripeaux plus rigoureusement scientifiques. Mais ce n'est qu'une illusion. Et puisque l'abandon de la clinique est à l'ordre du jour est tenté là un changement de paradigme. Nous avons vu que la médecine est une « science » de type particulier fondée sur la clinique.

---

[1] Si les conclusions de l'essai sont négatives, les données ne sont pas publiées.

[2] Karl Popper La logique de la découverte scientifique Payot 1984

Parler de « médecine scientifique » c'est vouloir « rajouter » de la science à la science. La médecine se fondant sur la clinique et s'adjoignant les connaissances issues de la physiologie a toujours été une science. Les prémices en avaient été établies par Hippocrate. Dès lors qu'elle prend ses distances avec la clinique, on prend la peine de lui rajouter le qualificatif de « scientifique » pour tenter de préserver sa crédibilité.

Et déclarer qu'il s'agit là de médecine « scientifique » renforce une vision fausse de la médecine, devant laquelle il faudrait s'incliner avec respect et déférence eu égard à son caractère scientifique. Selon les tenants de cette thèse, la médecine, grâce à la pratique des essais cliniques randomisés serait passée d'une légitimité fondée sur des explications physiologiques et biochimiques-pharmacologiques des traitements à une légitimité fondée sur la preuve expérimentale et clinique de leur efficacité. Encore une fois, je ne discute pas le bénéfice que peut en retirer le malade. Mais, en l'occurrence, la démarche de nature scientifique a été invalidée au profit d'une démarche de rationalisation de la clinique. Dans un même mouvement quelque peu paradoxal, on semble donner davantage de rationalité à la clinique, alors qu'on est en train de l'abandonner. Ce n'est pas un jugement, c'est un constat.

Dans un mouvement conjoint, on soutient que « l'efficacité telle que la juge le malade repose sur une erreur d'attribution causale en se fondant sur le principe « post hoc ergo propter hoc (après cela, donc à cause de cela) ». Lorsqu'un malade prononce cette phrase ou son équivalent, cela n'a, évidemment, pas de valeur scientifique. Mais cela peut être une manière de s'interroger sur l'effet placebo et d'approfondir la question. Objectivement, c'est vrai. Mais le médecin est aussi un éducateur. On peut ici dire et redire le rôle central et fondamental de la relation médecin-malade dans l'examen de cette contradiction.

De façon générale, l'EBM (Evidence Based Medicine) et les ECR (Essais cliniques randomisés) apportent des réponses, certes, mais jamais les explications qui permettraient de comprendre. C'est une démarche qui n'encourage guère ni ne stimule la recherche ou l'intellectualité. Il s'agit de procédures qui cadenassent, normalisent, paralysent et stérilisent. Elles s'apparentent à un diktat auquel il faut se soumettre sous peine de devenir un dissident. La statistique a le dernier mot. Mais, c'est un dernier mot tyrannique, sans un début d'explication. C'est le contraire de l'intelligence, c'est la soumission à la norme qui est, bien sûr, la norme des autorités et des assureurs.

La singularité de la médecine, donc de l'activité du médecin, c'est de se situer à ce carrefour où l'aspect scientifique doit se confronter au réel (au sens lacanien de « ce sur quoi on se cogne ») de la complexité du patient. Cela résume bien la nature multiple de la médecine. Les essais cliniques randomisés se situent à la charnière instable et bancale des deux. Ce qui est rationnel peut paraître contribuer à renforcer la science clinique (alors qu'on est en train de l'abandonner) et ce qui peut sembler irrationnel n'est pas, a priori, à rejeter car c'est cela la matière même de la médecine. Eventuellement, les résultats d'essais cliniques publiés peuvent venir étayer le bien-fondé de la prescription du médecin vis-à-vis de son patient.

La preuve, ce n'est pas la science. Ce qui en jeu ici, c'est de justifier l'abandon, de fait, de la clinique par une « surenchère » scientifique. En parlant de tentative de rationalisation de la médecine et non de la médecine comme relevant d'une démarche scientifique à l'instar des autres démarches scientifiques ? D'ailleurs, jamais personne n'a conféré aux essais cliniques randomisés le statut de théorie. Dans un essai clinique randomisé, on tente de répondre à une question pratique posée sur l'efficacité ou l'inefficacité de telle molécule dans telle situation.

Cette stratification en différents niveaux de preuve ne présente pas les caractéristiques d'une démarche scientifique. C'est plutôt un habillage ou un camouflage qui accompagne l'abandon de la clinique. Nulle part je n'ai lu que les niveaux de preuve, spécialement ceux de fort niveau, soient considérés comme des données provisoires, susceptibles de critiques, réexamen et invalidation. Ceux-ci paraissent dotés d'un caractère immuable et définitif. Le propre d'une théorie scientifique, c'est précisément de ne pas être immuable. Si on emprunte un exemple à la science physique : l'irruption de la mécanique quantique par rapport au caractère devenu inopérant de la mécanique de Newton pour rendre compte du rayonnement du corps noir. C'est Max Planck qui propose le quantum d'énergie après avoir affirmé que la lumière ne peut être absorbée et émise que sous forme de paquets discrets d'énergie. La science n'avance qu'à la condition qu'une modélisation au temps T soit dans un temps ultérieur mise à mal par des phénomènes dont justement la modélisation antérieure ne rend pas compte. C'est la réfutabilité qui désigne ce qui relève d'une démarche scientifique ou pas. D'autres remplacent le terme réfutable par remplaçable[1]. Mais c'est secondaire dans notre propos. Les « vérités de la science » ne sont ni absolues, ni définitives. Mais elles peuvent être dépassées, sans forcément qu'elles soient totalement invalidées, par de nouvelles théories qui rendent mieux compte de phénomènes que la théorie précédente n'était pas en mesure d'expliquer. Alors qu'on prétend renforcer le caractère scientifique de la démarche clinique, la réalité est que l'on justifie son affaiblissement.

Beaucoup d'articles médicaux publiés actuellement dans des revues dites sérieuses (là encore il y aurait beaucoup à

[1] Thomas Kuhn La structure des révolutions scientifiques Champs Sciences Editions Flammarion

dire) afin de répondre à une question quelconque mettent en comparaison deux groupes : l'un qui constitue le groupe « traité » versus le groupe « témoin » à qui est administré un placebo. A l'issue du travail la conclusion est statistique jamais d'ordre physiopathologique. Donc, comme il a été dit précédemment, on n'a pas d'explication, nous n'avons qu'à nous soumettre sans réfléchir à la tyrannie de la statistique. C'est une deuxième critique majeure qu'il est possible d'émettre à l'égard des essais cliniques en particulier. Notamment les essais cliniques randomisés en double aveugle pour ce qui concerne la thérapeutique. Mais, il en est de même pour tout article (en particulier concernant les diagnostics) publiés dans le cadre de l'Evidence Based Medicine. On formule une problématique, tout l'objet de l'étude consistera à tenter de trouver la réponse adaptée à la question initiale posée. Mais la méthode utilisée consistera à comparer des groupes plus ou moins nombreux, ce qui déterminera la « puissance » de l'étude donc le caractère plus ou moins élevé du niveau de preuve. Dit de façon triviale la conclusion de l'étude sera de nature : « c'est comme ça et ce n'est pas autrement ». Vous n'aurez qu'à vous plier docilement devant le Dieu Statistique sans aucune explication.

On se situe à des années lumières de la « méthode expérimentale » éprouvée par Claude Bernard au XIXème siècle : « L'expérimentation procède par un jeu continuel entre les faits et les idées, entre l'observation et la pensée. »

« Le savant complet - écrit Claude Bernard - est celui qui embrasse à la fois la théorie et la pratique expérimentale. 1° Il constate un fait ; 2° à propos de ce fait, une idée naît dans son esprit ; 3° en vue de cette idée, il raisonne, institue une expérience, en imagine et en réalise les conditions matérielles. 4° De cette expérience résultent de nouveaux phénomènes qu'il faut observer, et ainsi de suite. L'esprit du savant se trouve en quelque sorte toujours placé entre deux observations : l'une qui sert de point de départ au raisonnement, et l'autre qui lui sert de conclusion. » »[1] Ou, pour utiliser un moyen mnémotechnique, se souvenir du vocable OHERIC : 1- **O**bservation sans préjugé 2- Elaboration d'une **H**ypothèse réaliste, fondée et vérifiable 3- **E**xpérience avec un témoin et une contre-épreuve 4- le **R**ésultat produit un fait qui devient l'arbitre suprême des théories : elles sont rectifiées en fonction, et de manière à avoir des théories les plus générales possibles. Ainsi 5- l'**I**nterprétation conduit à 6- la **C**onclusion « qui s'impose ».

Dans le cas de la méthode expérimentale de Claude Bernard, on se trouve en présence d'un raisonnement et d'une pensée. On peut comprendre son cheminement et le pourquoi de la question initiale.

Claude Bernard le soulignait dans son Introduction à l'étude de la médecine expérimentale : « en se fondant sur la statistique, la médecine ne pourrait jamais être qu'une science conjecturable »[2]. Un chapitre entier de son ouvrage s'intitule : « De l'emploi du calcul dans l'étude des phénomènes des êtres vivants ; des moyennes et de la statistique »

Claude Bernard, d'une manière visionnaire et prémonitoire, y soutient un certain nombre de thèses sur la science et sur la physiologie qui montrent si besoin qu'il avait une vision claire de son activité, une grande culture scientifique et qu'il défendait le point de vue du statut particulier de la physiologie, à savoir son extrême complexité.

---

[1] Mirko Gremek : Claude Bernard et la méthode expérimentale Petite Bibliothèque Payot p.52

[2] Claude Bernard Introduction à la médecine expérimentale Champs classiques Flammarion p. 246

« L'expression de la loi des phénomènes doit toujours être mathématique.

Pour la plupart des phénomènes de la vie, précisément parce que ces phénomènes sont tellement complexes… il faut chercher à découvrir des faits nouveaux, au lieu d'essayer de réduire en équations ceux que la science possède.

Les purs résultats de statistique sont incapables d'apporter la lumière sur les phénomènes intimes du vivant.

Une autre forme d'application très fréquente des mathématiques à la biologie se trouve dans l'usage des moyennes ou dans l'emploi de la statistique qui, en médecine et en physiologie conduisent pour ainsi dire nécessairement à l'erreur.

Jamais deux malades ne se ressemblent exactement.

La statistique conduirait à un résultat scientifique absolu, alors qu'elle ne peut donner qu'une probabilité, mais jamais une certitude. »

Armand Trousseau, dans « Introduction aux cliniques médicales de l'Hôtel-Dieu (1861) » écrit : « La méthode numérique est le fléau de l'intelligence : elle fait du médecin un comptable, serviteur passif des chiffres qu'elle a superposés. Et le plus grand reproche que je lui fasse, c'est d'étouffer l'intelligence médicale »

CHAPITRE 15

« Ouvrez quelques cadavres »

Le chapitre qui précède a beaucoup évoqué le génie et le travail inlassable de Claude Bernard. La physiologie tout comme l'anatomie sont deux piliers essentiels de la pensée médicale. Également la physiopathologie et l'anatomopathologie. Il sera ici question de Bichat, travailleur infatigable que Michel Foucault désigne dans « Naissance de la clinique » comme celui qui inaugure la période anatomopathologique de la médecine. « Ouvrez quelques cadavres : vous verrez aussitôt disparaître l'obscurité que la seule observation n'avait pu dissiper » déclarait Bichat.[1]

Foucault conclut son chapitre éponyme de « Naissance de la clinique » par cette très belle phrase : « La nuit vivante se dissipe à la clarté de la mort ». Cette injonction de Bichat inaugure ce que Foucault appelle la période anatomo-pathologique. Certes, la pratique des autopsies ne date pas de Bichat. Elle fut pratiquée dès 1315 à Bologne par Mondino de Liuzzi, en présence de quelques étudiants, de façon semi clandestine, car elle violait les principes que l'Eglise avait érigés en dogme. Il s'agissait de briser la « chape obscurantiste » imposée par Galien, quelques siècles auparavant, qui suivait en cela les préceptes de l'Eglise et qui prétendait extrapoler la dissection d'animaux à la connaissance de l'anatomie humaine. Le grand anatomiste fut Vésale qui établit, grosso modo, l'anatomie humaine moderne. Mais avec Bichat, il ne s'agit plus d'anatomie mais d'anatomie pathologique. Bichat eut une vie très brève : né en 1771, il meurt en 1802. Les 600 dissections qu'il effectua lui permirent d'écrire son œuvre majeure : « Anatomie descriptive » publié en 1801. Sa vie

---

[1] M. Foucault Naissance de la Clinique p.204

se passait à disséquer. Il allait jusqu'à voler des sépultures dans le cimetière Saint Roch et mourut d'une typhoïde contractée lors d'une dissection.

La pulsion de savoir des médecins trouve avec le « mot d'ordre » de Bichat : « Ouvrez quelques cadavres » son accomplissement. Auparavant, cette pulsion de savoir, restée lettre morte, devait s'accompagner d'un imaginaire débordant dans l'esprit des médecins. Foucault écrit[1] : « Dans l'histoire de la médecine, cette illusion (selon laquelle il y aurait eu des difficultés d'ordre moral à « ouvrir des cadavres ») a un sens précis ; elle fonctionne comme justification rétrospective : si les vieilles croyances ont eu, si longtemps, un tel pouvoir d'interdiction, c'est que les médecins devaient éprouver, du fond de leur appétit scientifique, le besoin refoulé d'ouvrir des cadavres. »

Ce passage, extrait du roman de Boris Pasternak « Le docteur Jivago », paru en 1957, montre bien que jusqu'au milieu du XXème siècle, et même un peu au-delà, le « juge de paix » diagnostic demeurait l'autopsie. Aujourd'hui, c'est totalement dépassé.

« Iouri Andréiévitch (le docteur Jivago) tourna le dos à la fenêtre et bailla de fatigue. Il avait la tête vide. Brusquement, un souvenir lui revint : au pavillon de chirurgie de l'hôpital de l'Exaltation de la Croix, auquel il était attaché, une malade venait de mourir. Iouri Andréiévitch affirmait qu'elle avait un échinocoque du foie. Cette opinion était contestée. L'autopsie devait avoir lieu ce jour-là. On allait savoir la vérité. Mais le dissecteur de leur hôpital était un ivrogne invétéré. Dieu sait comment il s'y prendrait. …

Le dissecteur, un petit homme ratatiné, s'y tenait à la fenêtre. Il élevait au-dessus de sa tête une fiole pleine d'un

---

[1] Ibid p.177

liquide trouble qu'il examinait à la lumière, par-dessus ses lunettes.

-Je vous félicite, dit-il, tout en continuant à regarder dans la même direction et sans même accorder un coup d'œil à Iouri Andréiévitch.

-Merci. Je suis très touché.

-Il n'y a pas de quoi me remercier. Je n'y suis pour rien. C'est Pitchoujkine qui l'a disséquée. Mais tous en sont stupéfaits. Un échinocoque. Ça, c'est un diagnostic. On ne parle plus que de cela. »

Il est à noter que la pratique des « vérifications anatomiques », c'est-à-dire des autopsies à caractère strictement médical et non médico-légal (qui relève d'un tout autre domaine) était courante dans les hôpitaux jusqu'à la charnière des années 70-80. Il s'agissait le plus souvent de déterminer les lésions présentes chez le patient qui venait de décéder, car il y avait à l'époque (très récente, il faut le noter) de nombreux cas où le diagnostic était incertain. Ainsi il était monnaie courante de découvrir post-mortem des lésions métastatiques d'un cancer qui n'avaient pas été mises en évidence du vivant du malade, ou encore on ne disposait pas des moyens actuels pour affirmer avec certitude l'existence d'une embolie pulmonaire…

Aujourd'hui, la pratique des « vérifications » a quasiment disparu. D'ailleurs, pourquoi la perpétuerait-on ? L'abandon de cette pratique est totalement contemporain et se superpose parfaitement au risque d'abandon de l'examen clinique. Les moyens technologiques dont dispose la médecine actuelle ont rendu ces errements obsolètes.

Selon beaucoup de médecins (mais ceci de manière inconsciente) plus rien du corps du patient n'échappe à leur capacité d'investigation. Avec les progrès de l'imagerie, l'existence du scanner « corps entier » ou du PET scan (tomographie par émission de positrons) l'intérieur du corps du patient ne peut plus receler aucun mystère aux yeux du praticien. C'est du moins ce qu'il croit. En tous cas, le fait que le corps et particulièrement l'intérieur du corps ne comporte plus de « secrets » pour le médecin assoit encore davantage le pouvoir médical qui devient là exorbitant (ou en tous cas qui peut le devenir). Véritablement, plus rien d'objectif ne lui échappe. Seulement, il est de très nombreuses situations où rien n'est objectivable : c'est le cas de la maladie mentale, de la migraine, plus généralement du mal-être, très fréquent et de plus en plus. Cela engendre des conséquences tout à fait importantes. Cela transforme le malade, de sujet potentiel en objet. Car le médecin, même s'il ne le dit pas, pense que son patient « ne peut rien lui cacher ». Comment objectiver les affects du patient ? Lorsque le patient dit : « j'ai mal » quelle preuve fournit-il de cette allégation ? Le médecin formaté au diktat des résultats de l'imagerie, pourra très bien dire à son patient : « Vous n'avez rien, car l'imagerie n'a rien montré ! » Ce genre de propos n'est pas une pure fiction, il est souvent rapporté. Pour le patient, il s'agit d'un changement de paradigme : car qui « dit le vrai » ? Le médecin ou la machine ? D'où la perte ou la moindre confiance dans le médecin. On n'accorde pas, en effet, sa confiance à une machine.

Il y a des données récentes concernant l'imagerie fonctionnelle, en particulier l'IRM fonctionnelle, dont les dérives qui ne manqueront pas de survenir nous laissent entrevoir des perspectives assez effrayantes. Certains se mettront à évaluer les fonctions mentales, la psychologie, les émotions, les addictions, la prise de décision, le mensonge, les « comportements asociaux », la violence à l'aide de cette technologie. On peut imaginer qu'à un patient qui invoque une douleur, il pourra lui être rétorqué : « L'IRM fonctionnel montre que vous êtes un menteur ! »

Désormais, on disposerait donc du « détecteur de mensonge » !? On s'achemine vers ce qu'on a appelé le « matérialisme réductionniste ». Et aussi vers une « neurojustice » et une « neuropolice ».

Je voudrais ici évoquer deux exemples qui, hélas, ne relèvent pas de la science-fiction :

-dans un tribunal aux Etats-Unis, où un homme était jugé pour viol et meurtre, l'IRM fonctionnel montrait une « réduction d'activité du cortex préfrontal, supposée expliquer son incapacité à inhiber ses pulsions. » Il a ainsi pu échapper à la peine de mort, et dans le même temps, de sujet est brutalement devenu un objet.

-en Juin 2008, devant le tribunal de Pune (Inde, province du Maharashtra) une femme a été condamnée pour l'empoisonnement de son ex-fiancé au vu du compte-rendu de l'IRM fonctionnelle cérébrale qui indiquait que « l'activité cérébrale de la suspecte à la lecture des détails du crime révélait sa culpabilité. »

Tout ceci confirme ce qui est écrit précédemment : le malade est dénié comme sujet souffrant, l'objectivation tout comme la non-objectivation lésionnelle fait bel et bien du malade un objet et rien de plus. On comprend bien que cela suscite chez le patient la perte du sentiment d'avoir été entendu.

CHAPITRE 16

Précisions sur l'effet placebo

L'effet placebo est connu de très longue date, même si cette connaissance est demeurée longtemps très empirique. Il était déjà utilisé dans l'Egypte ancienne sous des formes qui nous paraitront des curiosités d'un autre âge. Par exemple, le traitement préconisé pour se débarrasser des échardes : « appliquer sur les échardes un baume fait de sang de vers et de fumier d'âne ». J'ignore si l'effet placebo pouvait fonctionner, j'ignore tout autant les complications septiques qui pouvaient en résulter.

Paracelse, ce « vagabond génial » selon les termes d'Alexandre Koyré[1], homme de la première moitié du XVIème siècle dont les pérégrinations l'amenèrent à Zurich, Bâle et Salzburg fut le premier à parler de l'effet placebo. Paracelse parle précisément de l'effet placebo du médecin, rejoignant de façon très prémonitoire Michael Balint[2] qui soutient, à juste titre, que « le médecin se prescrit lui-même. »

Le terme « placebo » qui signifie en latin : « Je plairai » est marqué du sceau d'un double péché originel. En 1803, le New Medical Dictionary définit ainsi le placebo : « Placebo, je plairai : une épithète donnée à tout remède

---

[1] Alexandre Koyré (1882-1964) épistémologue de premier plan a particulièrement travaillé sur la démarche scientifique chez Galilée. Son livre le plus connu : « Du monde clos à l'univers infini. » Koyré écrit : « Qui était-il ce vagabond génial ? Un savant profond qui aurait, dans sa lutte contre la physique aristotélicienne et la médecine classique, posé les bases de la médecine expérimentale moderne ? Un médecin érudit génial, ou un charlatan ignorant, vendeur d'orviétan superstitieux, astrologue, magicien, faiseur d'or …Ou, au contraire, est-il « le médecin », c'est-à-dire, l'homme qui se penchant sur l'humanité souffrante aurait trouvé et formulé une conception nouvelle de la vie, de l'univers, de l'homme et de Dieu ? »

[2] Voir note N°8

prescrit plus pour faire plaisir au patient que pour lui être utile. » Evidemment, en 1803, personne ne pouvait prévoir les éléments apportés récemment par les neurosciences. Jusque-là, on cherchait le moyen de se débarrasser des patients « problématiques ». Mais les données les plus récentes montrent que le placebo a un effet réel dont on n'a pas encore décortiqué tous les mécanismes et dont il y a sûrement des développements thérapeutiques à attendre. Le premier péché originel se situerait donc du côté du patient, celui auquel on n'aurait rien à proposer, sinon (deuxième péché originel) la même chose que précédemment mais en miroir, côté médecin : une tromperie.

L'effet placebo mérite une mise à jour des connaissances de tout un chacun et un « nettoyage des idées reçues ». De nombreux travaux montrent que les praticiens, qu'ils soient médecins généralistes ou spécialistes libéraux mais également médecins hospitaliers, utilisent larga manu le placebo dans leur pratique quotidienne. Mais d'une manière que je qualifierais de coupable et honteuse. Car, à leurs yeux, il s'agit vis-à-vis du patient d'une tromperie ou encore de « répondre aux attentes du malade » afin de préserver, disent certains, la relation médecin malade. Curieuse manière d'envisager cette relation qui s'apparenterait davantage à céder, malgré tout, au diktat d'un patient mal informé qui confond le médecin avec un prestataire de services. On serait donc tout simplement dans une relation de type commercial. A l'hôpital, la prescription de médicaments placebo a lieu surtout la nuit et concerne les malades qualifiés par les équipes de « difficiles ». Autrement dit de façon vulgaire « Comment se débarrasser des malades à problèmes ? ». Celui qui se plaint d'insomnies, qui a mal ici ou là, bref comment s'en débarrasser ? Vision très négative, mais vision réelle. N'oublions pas non plus qu'il y a, selon moi, une grande différence entre le placebo pur et le placebo impur. Nous y reviendrons.

Mais une chose me semble très importante : ce n'est pas parce que nous ne comprenons pas tout dans ce qui se cache derrière l'effet placebo qu'il faut y voir la main et le propos de simulateurs, d'hypocondriaques, de « faux malades », bref ne pas rejeter tout cela au vu de ce que nous ne sommes pas encore en mesure de tout expliquer, même s'il y a eu de gros progrès récents en la matière.

Quels sont les repères les plus significatifs qui balisent l'histoire du placebo et de l'effet placebo ?

A la fin de la deuxième guerre mondiale, Henry K. Beecher, médecin anesthésiste américain est appelé à servir sur le front italien. La bataille (ou plutôt les batailles) de Monte Cassino qui durèrent cinq mois au cours de l'année 1944 est une de plus meurtrières, en effet, de cette guerre. Devant faire face à un afflux considérable de blessés, et constatant une diminution préoccupante de son stock de morphine, le médecin leur administre une injection de solution saline. Quelle n'est pas sa satisfaction de constater chez les soldats une diminution de la douleur !

En 1978, John Levin élabore une expérience qui va se révéler instructive. Chez des patients ayant subi une ou plusieurs extractions de dents de sagesse : il commence par injecter un placebo. Chez un tiers des patients est notée une diminution de la douleur. C'est alors qu'il injecte de la Naloxone qui est le médicament antagoniste des morphiniques. A ce moment, la douleur réapparait. La preuve est faite que l'utilisation du placebo a eu pour conséquence la production dans le cerveau et par le cerveau d'endorphines (substance voisine de la morphine).

Les nombreux travaux ultérieurs montrent que « l'effet placebo, c'est quelque chose de bien réel, qui peut même être très puissant et que l'on peut observer et quantifier. »[1]. Ce qui fait dire au physiologiste turinois Fabrizio Benedetti[2] à propos de l'effet placebo « qu'il s'agit d'un phénomène psychobiologique actif qui se produit dans le cerveau du patient et qui est capable d'influencer à la fois l'évolution d'une maladie et la réponse à une thérapie. ».

De nombreuses données, d'allure parfois saugrenue, viennent émailler cette question : une surdose de placebo est possible, plus un comprimé placebo est cher plus il est efficace (tout bénéfice pour l'industrie pharmaceutique !), le corps réagit à un médicament même quand il n'est plus là, le fait que le médecin dise au patient qu'il lui prescrit un placebo n'annule pas son effet, le placebo agit aussi sur les tout-petits, les animaux…

Je ne m'étendrai pas sur les explications neuroscientifiques des mécanismes en cause mais c'est un domaine absolument passionnant qui n'a pas fini de livrer ses secrets.

Pour revenir sur les essais cliniques dont il a été question dans le chapitre sur les « niveaux de preuve », une vraie compréhension de l'effet placebo éclaire la question tout autrement. A propos de ce qu'on appelle les « Essais Cliniques Randomisés » (en double aveugle contre placebo), l'éclairage concerne au moins deux points :

Le premier, c'est que pour prouver un effet réel d'un médicament dans une situation pathologique donnée il faut qu'il se montre supérieur au placebo, qui, on l'a vu, n'est pas une médication sans effet. Ce qui est différent de la procédure qui consisterait à comparer le médicament à

---

[1] Pascal Tétreault Can functional brain connectivity predict placebo response in chronic pain ? Clin. Pharmacol. Ther. 2019 Dec 106(6) 1171-1174.

[2] Fabrizio Benedetti Placebo and the new physiology of the doctor-patient relationship Physiol. Rev. 2013 Jul ;93(3) 1207-46

tester et rien. Or, dans le cas présent, il s'agit de démontrer que le produit à tester a une action spécifique supérieure à l'action non spécifique, certes, du placebo, mais efficacité réelle quoique moindre.

Le deuxième point, c'est que cette procédure, d'une façon qui n'a rien d'évident, aux yeux des soignants comme aux yeux du public, met finalement le placebo sur un piédestal puisque la molécule à tester doit se montrer supérieure au placebo dont on a vu l'efficacité non-négligeable. Et, in fine, ceci conforte la place centrale du médicament au sein de la thérapeutique et relègue à l'arrière-plan les thérapeutiques non-médicamenteuses pourtant bien utiles mais qui ne peuvent être évaluées de cette façon.

Je trouve qu'il est plus loyal d'utiliser un placebo pur, c'est-à-dire un produit présenté comme tel au patient, dont des récents articles de neurosciences ont montré, contrairement à ce que beaucoup pensent, que dire au patient qu'il prend un placebo n'en diminue aucunement l'effet. Que d'utiliser un placebo impur : un médicament qu'on pense inefficace dont on espère qu'il aura un effet favorable sur le symptôme du patient qu'on juge essentiellement fonctionnel.

Je vais donner un exemple afin de tenter d'expliciter mon propos. Pour ce qui me concerne, j'avais, autrefois, un placebo impur de prédilection. Il s'agissait du Praxitruc, médication « proposée » dans « l'insuffisance circulatoire cérébrale », entité pathologique forcément douteuse puisqu'inexistante. Dans de telles circonstances, le médicament lui-même avait forcément du mal à trouver sa place ou sa cible. Je pense que moi-même j'étais encore dans l'état d'esprit répandu chez les médecins : il s'agissait de ma part, consciemment ou non, d'une tromperie à l'égard de mon patient. Je crois, aujourd'hui, avoir compris certaines choses dont je n'avais, alors, même pas envisagé l'existence. Désormais je prescrirais un placebo pur (type comprimé de lactose), de surcroît en précisant clairement de quoi il s'agit à celui à qui je le prescris.

Avec les interrogations que peuvent susciter l'étude du placebo et de son effet, on se trouve au plein cœur de notre sujet : la clinique. Nora Volkow, psychiatre américaine qui a beaucoup travaillé sur l'intérêt du placebo dans les addictions dit que « l'établissement d'une relation de confiance reste un puissant levier de l'effet placebo. L'impact des paroles du soignant sur l'efficacité d'un traitement est extrêmement fort. » Et un médecin genevois du centre anti-douleur d'ajouter : « Si nous voulons utiliser l'effet placebo en clinique, nous devons travailler sur l'empathie, la confiance, être positifs, s'adresser au patient dans son monde, avec ses représentations. Sur tout cela, nous pouvons nous améliorer. »

Que les neurosciences avancent dans la compréhension de l'effet placebo est une excellente chose. Gardons néanmoins en tête qu'elles doivent se garder de toute volonté hégémonique voire totalisante et qu'il reste quelque chose d'irréductible dans la relation médecin-malade. Qui en fait toute l'humanité.

CHAPITRE 17

L'évaluation, symptôme d'une régression intellectuelle de la médecine

Le titre du chapitre est, à la réflexion, à la fois réducteur et sous-estime la gravité de la situation. Car l'évaluation dépasse largement le domaine de la médecine. L'évaluation aujourd'hui envahit la société tout entière. Vous ne pouvez pas confier votre véhicule à l'entretien périodique chez votre garagiste habituel sans vous voir remettre à l'issue des travaux effectués un questionnaire où il vous est demandé d'indiquer votre degré de satisfaction. « Non satisfait, moyennement satisfait, satisfait, très satisfait, extrêmement satisfait ? » Vous aurez noté au passage que le client « satisfait » ne l'est que moyennement puisqu'il y a deux degrés au-dessus de lui qui attestent d'une satisfaction supérieure.

Jean Claude Milner tient des propos très pertinents sur la question[1] :

« L'évaluation, évangile de la gestion des ressources humaines, peut pousser les sujets au suicide »

« D'anodin, le mot « évaluation » devint l'étendard d'une mise au pas »

« Les évalués d'aujourd'hui, ce ne sont jamais les décideurs ni aucun des détenteurs d'une parcelle de pouvoir, ce sont au contraire les gouvernés ».

Je n'avais, lorsque j'ai commencé à écrire ce chapitre, qu'un point de vue presque corporatiste sur la question de l'évaluation. Je n'avais qu'un point de vue limité à la médecine et cela me semblait, naïvement je l'admets, une

[1] JC Milner La politique des choses (Court traité politique) Editions Verdier p.11 à 14

régression intellectuelle. Et pas davantage. Cela, c'était voir les choses par le petit bout de la lorgnette.

Après réflexion, je pense aujourd'hui, que l'évaluation, si elle ne constitue pas à elle seule un système de gouvernement, se trouve être un des piliers fondamentaux de la façon dont nous sommes gouvernés aujourd'hui.

C'est un instrument de surveillance et de contrôle et par voie de conséquence, éventuellement, un outil pour sanctionner.

Pour ce qui concerne la médecine, c'est un outil de mise au pas, et pour les structures qui accueillent des malades (je pense en particulier aux EHPAD et aux services de Soins de Longue Durée) un outil de restriction budgétaire.

L'évaluation se situe dans la même perspective que l'Evidence Based Medicine. Il faut donner une allure rationnelle à l'activité médicale. Et aussi une allure comptable et une allure de contrôle. Moyennant quoi, le praticien prend un risque et bien sûr le patient, par voie de conséquence. Ce risque est le suivant : celui de ne plus considérer qu'on a en face de soi dans son cabinet de consultation un individu singulier avec une histoire singulière mais un élément lambda au sein d'une cohorte qu'on évalue par rapport à une norme supposée. On est, de fait, aux antipodes de la clinique.

D'où l'évaluation tire -t-elle sa légitimité ? Certainement pas de ce qu'elle serait une émanation de la vérité, fût-elle une vérité scientifique donc vérité provisoire car vérité réfutable ou remplaçable. Elle tire sa légitimité de ce qu'elle s'autoproclame légitime. Mais il n'est point besoin de creuser très profondément pour comprendre que sa légitimité, à l'évidence pseudo légitimité, elle la tient de ce qu'elle est une émanation étatique qui apparait à travers ses nombreuses agences (particulièrement les Agences

Régionales de Santé, les fameuses ARS) qui n'ont à la bouche que les mots « évaluation », « qualité », « démarche qualité », « contrôle qualité » qui ne sont que des mots creux ou peut-être pire des mots qui disent le contraire de ce qu'ils sont donc, en clair cette fois, des mensonges. Il n'est qu'à regarder l'état de l'institution hospitalière et son délabrement programmé par les différents gouvernants depuis le début des années 2000. L'institution hospitalière ne tient debout que grâce à une chose : la conscience professionnelle et le dévouement de ceux qui y travaillent car, eux, savent ce que le soin apporté au malade signifie. Mais, l'institution pourrait défaillir. La preuve en est, de façon récente, la fuite massive des infirmières de l'hôpital public. Puis, des médecins.

Autre exemple : les contrôles effectués en institution gériatrique au travers d'outils d'évaluation dont je viens de dire tout le bien que je pensais. En l'occurrence la coupe Pathos. Procédure autoritaire, même si elle se cache sous différents oripeaux, effectuée par des médecins, dont on se demande s'ils méritent encore ce nom, plutôt contrôleurs bureaucrates bénéficiant comme tous les bureaucrates d'horaires de bureau, qui viennent contrôler les médecins cliniciens. Ceux qui sont au lit du malade et qui à ce titre ont bien mérité qu'on les appelle des soignants. Mais force est de constater que désormais la clinique est sous contrôle. Peut-être même pire : cette intervention évaluative bureaucratique constitue une attaque en règle contre la clinique.

Comme l'écrit Jean-Claude Milner[1] : « Il est manifeste qu'il n'y a pas de science de l'évaluation. Tout au plus peut-on lui attribuer des techniques, et encore ; ce ne sont au vrai que de petites pratiques bureaucratiques. Mais en cela justement réside sa force : n'ayant aucun contenu propre,

[1] Jean Claude Milner La politique des choses Editions Verdier p.39

l'évaluation est inévaluable. Nouvelle définition de l'être suprême : celui qui évalue tous les autres et ne saurait être évalué. »

L'évaluation régente de plus en plus de choses dans le domaine de la médecine.

Prenons l'exemple du MMS (Mini Mental State) utilisé en pratique gérontologique courante afin « d'attribuer une note » sur une échelle de 0 à 30 aux fonctions cognitives du vieillard « examiné » (ou « évalué »). Les items du MMS explorent l'orientation spatiale et temporelle (2 x 5 points), le rappel immédiat puis différé de trois mots n'ayant aucun lien entre eux (2 x 3 points), entre les deux précédents rappels vient s'intercaler une épreuve de soustractions successives dont les consignes de passation ont été données en une fois avant l'épreuve elle-même (on évalue ainsi l'attention, le calcul et la mémoire de travail) (5 points). Les 9 points qui restent à attribuer sont répartis en différentes questions qui explorent le langage écrit et oral ainsi que les praxies.

La pratique extrêmement répandue de l'utilisation du MMS pour évaluer les fonctions cognitives des vieilles personnes présente, au moins, le double inconvénient :

1-Elle établit un lien entre un score sur une échelle et l'existence supposée d'une pathologie dont la réalité n'a rien d'évident. Car la maladie d'Alzheimer existe-t-elle ? Sur quoi se fonde-t-on pour le dire ? Sur la spécificité des lésions anatomo-pathologiques ? Voilà qui a bien du plomb dans l'aile[1]. Et si, au lieu de parler de pathologie, on invoquait dans le cas présent un effet du vieillissement sur les fonctions cognitives conjugué à une non-utilisation ou une faible utilisation des capacités intellectuelles ainsi

[1] Alain JEAN La vieillesse n'est pas une maladie Editions Albin Michel

qu'aux différents traumatismes psychiques vécus par l'individu au cours de son existence qui lui ont fait « choisir » de « se retirer du monde ». L'important, et ceci est très discutable, étant d'établir qu'il y a bien une maladie. Car qui dit maladie, dit médicament. CQFD. Le problème, et ce n'est pas rien, étant donné que les différentes thérapeutiques médicamenteuses proposées depuis le milieu des années 90 avec la Tacrine puis les différents anticholinestérasiques ou autres médicaments voisins n'ont jamais fait la preuve d'une quelconque efficacité. En tous cas, pas supérieure à celle du placebo. Pire, ils présentaient de fréquents effets secondaires parfois graves. A y réfléchir un peu plus avant, on se situe dans une impasse. Car on ne voit pas pourquoi on trouverait dans l'avenir un médicament efficace. Car, efficace sur quoi ? Faut-il, en effet, considérer la vieillesse (ou le vieillissement) comme une maladie qui relèverait d'un traitement médicamenteux ?

2-Le deuxième inconvénient, et non le moindre, est que ce genre de pratique est très dévastateur sur la qualité de la relation médecin malade. Il y a bien longtemps, j'étais alors débutant dans la pratique de la médecine gériatrique, je faisais, moi aussi, passer des tests pour évaluer les fonctions intellectuelles des vieillards. M'adressant un jour à un vieux Monsieur, je lui demande : « Qui est le président de la République ? » Et celui-ci, plein d'un à-propos qui était fort rassurant sur l'état de son intelligence, me rétorque : « Ecoute bien mon petit gars, d'abord je n'en sais rien et puis je m'en fous. » Je n'ai jamais oublié cette très salutaire leçon. Qu'est ce qui autorise le médecin à s'adresser à un vieillard de cette façon, comme s'il s'agissait d'un enfant pris en faute par son instituteur ? Qu'est ce qui l'autorise, de facto, à le placer dans une situation d'infériorité, lui étant l'examiné et nous l'examinateur. Enfonçant, de surcroît, le clou douloureux de la perte et du déficit. Contribuant, comme de nombreuses autres pratiques, à réifier le vieillard en lui interdisant la possibilité d'être un sujet.

3-Si le MMS a un intérêt c'est celui d'apporter une impression approximative de l'état cognitif du patient au praticien, impression qu'il garde par devers lui et qui peut éventuellement se situer dans la perspective d'un suivi évolutif. Mais quel intérêt y a-t-il en faisant état de ce score à dramatiser encore davantage la situation qui l'est déjà suffisamment ?

CHAPITRE 18

Prévention, dépistage, vaccinations.

Prévention/éducation

Certes, le tabac est un important facteur de risque de cancer du poumon, de bronchopneumopathie chronique obstructive, de maladies coronaires et d'artérite. Certes l'alcool est un important facteur de risque de cirrhose du foie, de cancer des voies aéro-digestives supérieures. Certes, l'excès d'exposition solaire prédispose au mélanome. Certes également, la vie est un facteur de risque de mort. Comme l'a dit Woody Allen : « La vie est une maladie sexuellement transmissible et constamment mortelle. » Car, effectivement, la vie prédispose à la mort.

C'est le rôle du médecin de communiquer des informations précises et honnêtes sur les risques de tel ou tel produit. Mais son rôle s'arrête là. Il n'a pas à se faire le zélé propagandiste d'une idéologie hygiéniste fondée sur la morale du bien et du mal. Nous sommes dans une époque incontestablement dominée par les tenants les plus rigoristes de l'ordre moral. Où les sectateurs de cette morale puritaine se croient autorisés à poursuivre les fumeurs partout où ils se trouvent.

Georges Canguilhem, qui fut un grand résistant donc une autorité morale, n'avait rien d'un moralisateur. Il écrit, dans « Le Normal et le Pathologique » : « Contre certains médecins trop prompts à voir dans les maladies des crimes, parce que les intéressés y ont quelque part du fait d'excès ou d'omissions, nous estimons que le pouvoir et la tentation de se rendre malade sont une caractéristique essentielle de la physiologie humaine. Transposant un mot de Valéry, nous avons dit que l'abus possible de la santé fait partie de la santé[1]. »

Alors, les grincheux qui, eux, ne fument pas, ne boivent pas, ne font rien dans leur vie à part s'accrocher à ses aspects les plus misérables, privilégiant incontestablement la quantité à la qualité, marmonnent. « C'est nous qui payons les conséquences de ceux qui abusent du tabac ou de l'alcool. » Mais, de toutes façons, sont-ils d'accord avec la solidarité nationale, oui ou non ? Car si ce n'était pas l'alcool ou le tabac, ce serait autre chose ; alors « Qu'est-ce que ça change ? » Il n'est pas raisonnable de considérer la vie du seul point de vue d'éviter de tomber malade et qu'elle dure le plus longtemps possible. « Il ne faut pas limiter la vie humaine à la vie végétative. »[2] La vie, c'est aussi prendre du plaisir et créer, à l'image du talentueux metteur en scène de théâtre Patrice Chéreau mort en 2013. Sa mort, d'un cancer du poumon, a suscité quelque polémique. Certaines voix, parmi les autorités sanitaires, ont laissé entendre que si Patrice Chéreau n'avait pas tant fumé, il ne serait pas mort d'un cancer du poumon. Il serait indubitablement mort, mais d'autre chose et plus tard. Mais, peut-être que fumer l'aidait dans son travail de création.

Il faut se débarrasser de ce discours médical moralisateur et totalisant qui prétend à la fois dicter leur manière de vivre aux gens dans leur vie quotidienne et occuper seul (à l'exclusion de tout autre) le terrain du discours sur la maladie et le malade. C'est un propos similaire qu'a tenu en des termes très fermes la psychanalyste Sabine Prokhoris dans un billet publié dans Libération le 17 Octobre 2013 qu'elle avait intitulé : « Vous mourrez quand même ». Elle y défendait la liberté de l'individu contre une certaine

---

[1] Georges Canguilhem Le Normal et le Pathologique Collection Quadrige Editions PUF p.174
[2] Idem p.61

médecine qui s'arroge le droit de la restreindre au nom de principes hygiénistes plus ou moins avoués.

Dépistage(s)

László Tábar, radiologue établi en Suède, a publié en 1985 un article dans une prestigieuse revue médicale[1] sur le dépistage de masse du cancer du sein de la femme par mammographie qui semblait tellement convainquant qu'il a inspiré la politique de dépistage du cancer du sein dans de nombreux pays. Il s'agissait de pratiquer une mammographie tous les deux ou trois ans (selon l'âge) ce qui aurait fait diminuer la mortalité due à ce cancer de plus de 30% ! Depuis, de nombreuses critiques ont été émises : non seulement sur la fiabilité des données censées étayer la démonstration, mais surtout sur un point de taille. Ce point renvoie à la confusion entre présence de cellules cancéreuses et lésions cancéreuses. Ce qui demeure insuffisamment connu, c'est l'histoire naturelle du cancer du sein. « Des cancers du sein », devrait-on dire. Pour justifier la pratique du dépistage par mammographie, on est parti d'un axiome qui est le suivant : « La mammographie de dépistage permet le diagnostic de petites tumeurs inaccessibles à l'examen clinique. Et qui dit petite tumeur dit diagnostic précoce, donc curabilité. » Mais, ce n'est pas du tout sûr. Il y a des tumeurs malignes du sein de grande taille, 2 cm par exemple, qui se constituent en quelques semaines ou quelques jours. Et de petites tumeurs qui ne sont pas à un stade précoce mais présentes depuis longtemps. De plus, la baisse de mortalité par cancer du

[1] L. Tabar et col. Reduction in mortality from breast cancer after mass screening with mammography. Randomised trial from the Breast Cancer Screening Working Group of the Swedish National Board of Health and Welfare.The Lancet 1985

sein constatée depuis quelques temps est identique dans les groupes de femmes dépistées ou non dépistées.

La conséquence de cette confusion entraîne une augmentation injustifiée de malades du cancer du sein, car qui dit « présence de cellules cancéreuses » ne dit pas maladie. Donc, voilà des malades étiquetés cancéreux à tort. Ce sont des surdiagnostics dont les fâcheuses conséquences sont que les malades traitées dans ces conditions doivent subir les effets secondaires des traitements pour une affection qu'elles n'ont pas. A contrario, les lésions sévères, rapidement évolutives, ne voient pas leur évolution modifiée par le dépistage. Et la Sécurité sociale, comme il y a 35 ans, continue à proclamer haut et fort qu'il faut poursuivre le dépistage. Un tel sujet mériterait au moins un réexamen des données de 1985 afin d'en déterminer la pertinence actuelle.

Le problème est assez similaire avec le dépistage du cancer de prostate. A la différence que ce dépistage n'est pas effectif en tant que dépistage de masse. Basé sur le dosage du PSA, un marqueur biologique de la prostate, qui n'est pas spécifique du cancer. Ainsi le taux du PSA est corrélé au poids de la glande qui augmente de façon quasi constante chez l'homme qui vieillit, du simple fait que l'adénome (non cancéreux) y est quasiment la règle. Néanmoins, de nombreux hommes ont été opérés à tort d'un cancer de prostate qu'ils n'avaient pas. Avec toutes les conséquences désastreuses qui en résultent : incontinence urinaire et impuissance sexuelle définitive. Il faut savoir, en effet, que le cancer de prostate est une affection rare mais grave chez l'homme jeune, autour de 50 à 60 ans, et que presque tous les hommes de 90 ans et plus sont porteurs de cellules cancéreuses. Celles-ci n'entraîneront aucune conséquence mais on en trouve, lorsqu'au laboratoire, on examine ce qu'a prélevé le chirurgien lorsqu'il a pratiqué une résection trans urétrale de prostate pour un adénome gênant le patient dans sa vie quotidienne.

Le dépistage du cancer du col de l'utérus chez la femme semble intéressant. Il associe un frottis extrêmement facile à réaliser au cabinet du médecin couplé à la recherche du papillomavirus, virus très fréquent chez beaucoup de femmes et d'hommes, mais dont la persistance constitue un risque de développer un cancer du col utérin.

Quelle idéologie sous-tend tout cela ? Faute de mieux, j'utiliserais le terme d'idéologie « assurancielle » : s'assurer qu'on ne va pas tomber malade, in fine qu'on ne va pas mourir. Et que l'Etat et ses instances diverses et variées ne pourront pas être accusés de laisser-faire devant la survenue de cancers. Positions finalement identiques « en miroir » : d'un côté, vouloir préserver sa petite vie misérable et de l'autre être inattaquable en justice. Mais cette « croyance » dans les bienfaits du dépistage est largement une illusion. Cela change finalement peu de choses : les formes graves de cancer du sein évoluent trop vite pour que le dépistage y change quelque chose, l'espérance de vie en est modifiée de moins d'un trimestre. Et dans l'autre plateau de la balance, il y a le traitement à tort (et c'est un traitement lourd souvent mal toléré) chez des gens qu'on a catalogué « malades » alors qu'ils ne le sont pas. Surdiagnostics donc, et par voie de conséquence : surtraitements. Ou traitements indus.

Vaccination(s)

On a l'impression que les questions relatives à la vaccination constituent le champ de la médecine où s'affrontent de la manière la plus violente et la plus irrationnelle les adversaires et les partisans. Ainsi ont été incriminés le vaccin contre l'hépatite B, celui contre la rougeole + les oreillons + la rubéole (ROR) et enfin le vaccin contre la coqueluche.

Je ne suis pas sûr que le grand public ait conscience de la gravité que constitue l'hépatite B lorsqu'elle devient chronique. Cela concerne en France 280.000 personnes qui sont porteuses de ce virus de manière chronique et il faut déplorer annuellement 1500 décès. L'évolution « naturelle » de l'hépatite B chronique se fait, en effet, vers la cirrhose puis le cancer du foie (hépatocarcinome). En France, et uniquement ici, certains ont saisi la justice, pensant qu'il y avait un lien entre la vaccination contre l'hépatite B et la survenue ou l'aggravation de scléroses en plaque, grave maladie neurologique. 11 études internationales ont été menées et n'ont pas établi de lien évident de causalité. Au pire, une faible imputabilité. Qu'il faut bien sûr prendre en compte. Mais le pire, c'est qu'au nom du sacro-saint « principe de précaution », devant la rumeur de sclérose en plaques induite par le vaccin, le gouvernement français a suspendu la vaccination obligatoire dans les écoles. Imité aussitôt en cela par les gouvernements des pays francophones d'Afrique et d'Asie du Sud-Est, où l'on ne sait pas (hélas, trois fois hélas !) les dégâts que cause l'hépatite B dans les populations. Le Nord, égoïste une fois de plus, se moque de la situation au Sud.

Le même type d'interrogation s'est posé au Royaume Uni à propos de liens supposés entre le vaccin ROR et la survenue de cas d'autisme. Ceci était la conséquence d'un article paru dans le Lancet[1] qui évoquait douze cas à l'appui de cette affirmation. Il s'est avéré qu'il s'agissait d'un « trucage élaboré »[2] et le Lancet a retiré sa publication de la littérature.

[1] Wakefield A. & coll Lancet 1998 351(9103) 637-641

[2] Brian Deer How the case against the MMR vaccine was fixed BMJ 2011 342 5347

Dans les deux cas, la couverture vaccinale s'est effondrée avec les conséquences imaginables. La rougeole n'est pas une maladie anodine. En 2018 la rougeole a tué 140.000 personnes par le monde, surtout dans les pays du Tiers-monde et principalement des enfants de moins de 5 ans.

Au milieu des années 80, on a assisté à une polémique sur l'imputabilité de la vaccination anti-coqueluche dans la survenue de morts subites du nourrisson. Ce qui était en cause dans ce cas précis n'était pas la vaccination mais le mode de couchage des nourrissons. Le couchage ventral qui était largement recommandé jusqu'au milieu des années 80 fut prohibé par la suite.

La question qui m'intéresse est la suivante : pourquoi cette opposition de certains (et il semble que plus le temps passe plus ils sont nombreux) à la vaccination et pourquoi cette levée de boucliers ? Globalement les vaccins sont parmi les médicaments qui démontrent la meilleure balance bénéfice-risques. Toute la littérature médicale en apporte la preuve.

Je suis en désaccord avec la position qui consiste à dire : « Les vaccins sont des médicaments qu'on administre à des gens non-malades, donc le risque zéro est le seul admissible car les vaccins s'apparentent plus à l'aliment qu'au médicament ». Je soulignerai que les vaccins demeurent des médicaments, qu'ils sont administrés à des personnes non-malades, c'est vrai, mais dans le but de les armer afin de lutter contre une éventuelle maladie infectieuse ultérieure, qu'elle soit causée par un microbe ou par un virus. Le vaccin est donc un médicament, catégorie pour laquelle le risque zéro est illusoire. Cependant, il reste le médicament présentant la meilleure balance bénéfice-risque. Et que dire des effets secondaires des médicaments donnés « larga manu » à des personnes également non-malades pour normaliser leur cholestérol ?

Cette opposition à la vaccination n'est pas nouvelle : l'Angleterre en 1858 et la France en 1902 lancèrent des campagnes de masse de vaccination contre la variole. Il y eut des réfractaires. On assista à des révoltes de pauvres contre les amendes et les peines de prison qui frappaient les récalcitrants. En 1903, à Rio, ce fut ce qu'on a appelé la « révolte de la vaccine ». Le peuple fit le coup de feu pendant une semaine sanglante. Deux causes qui se cumulent peuvent expliquer ces réactions. La première est la révolte populaire contre un Etat honni dont on ne supporte pas les méthodes brutales de coercition. La deuxième c'est l'incompréhension des buts et des méthodes de la vaccination de masse. On peut imaginer que la vaccination soit perçue comme une agression qui consiste à introduire dans le corps de gens qui ne sont pas malades un médicament (car on ne répétera jamais assez que le vaccin est un médicament) dont on ne comprend pas l'utilité. D'autant que le vaccin est un médicament très particulier à deux titres : il ne guérit pas mais prévient ce qui est assez singulier et d'autre part on vaccine un individu mais l'intérêt c'est qu'un maximum d'individus le soient dans l'objectif de protéger une population.

Des éléments nouveaux sont plus récemment intervenus : on en a parlé précédemment. Il s'agit de prouver qu'on ne peut pas imputer à l'administration de tel ou tel vaccin la survenue de telle ou telle complication pathologique. Globalement, même si le risque existe (ce qui a rarement fait sa preuve) la balance bénéfice-risque est tellement en faveur du bénéfice que la discussion pourrait se clore ici.

Ce dont on vient de parler, ce sont des faits. En premier lieu, depuis que les campagnes vaccinales de masse sont en place, la morbi-mortalité globale par maladies infectieuses a fortement diminué. Mais derrière les oppositions se cachent des représentations qu'il faut déployer pour tenter de comprendre. Et ces représentations me semblent contradictoires. Il y a d'un côté le refus d'accepter la moindre prise de risque. Le vaccin est un médicament et comme tout médicament il comporte un risque même s'il est minime.

Et, paradoxalement, sur cette exigence d'un illusoire risque zéro vient se greffer une aspiration, pas forcément formulée, à un retour en arrière. C'est l'appel à un retour à « la nature ». Georges Canguilhem, dans ses « Ecrits sur la médecine »[1], consacre un chapitre à « l'idée de nature dans la pensée et la pratique médicale ». Il y écrit : « Les natures sont les médecins des maladies. Car la nature trouve par elle-même les voies et les moyens… » Tout en indiquant les limites : « Le médecin doit laisser faire la nature, ou bien intervenir pour la soutenir et l'aider, ou bien renoncer à l'intervention, puisqu'il y a des maladies plus fortes que la nature ». Il va même plus loin lorsqu'il souligne l'action néfaste et délétère de la nature : « Du remède naturel, parfois, c'est peu de dire qu'il est pire que le mal, il est le mal lui-même ». Affirmation incontestable : on le voit avec toutes les affections auto-immunes ou avec « l'orage cytokinique » qui fut à l'origine de nombreux décès lors de la pandémie de Covid. Décidément, la nature que certains invoquent tel un horizon insurpassable, n'est pas cette bonne fée qui n'aspirerait qu'au bien. En conséquence, la médecine est une aide à une régulation déjà existante, une science de l'homéostasie dont la finalité, inhérente à la volonté de préserver le vivant humain, est de combattre la maladie.

Sur cette question aussi, Georges Canguilhem se situe dans la stricte continuité de la conception hippocratique de la médecine. Selon Hippocrate « certaines personnes guérissent sans l'aide des médecins tandis que d'autres

---

[1] Georges Canguilhem Ecrits sur la médecine coll. Champ Freudien Ed. du Seuil p.15-31

meurent malgré tous leurs efforts… et la médecine est plus efficace que le simple fait de s'en remettre à la nature ou au hasard.[1] » Mais, je dois avouer qu'au-delà de ce que j'ai appelé un « retour en arrière », j'ai bien peur qu'il y ait une autre idée plus radicale : « Les forts survivront, les faibles périront ». Ces propos sont glaçants.

C'est ce que soutiennent de façon implicite des personnages aussi haïssables que Trump ou Bolsonaro. Thèse eugénique qu'on a déjà entendue dans de sinistres périodes.

Tout ce qui vient d'être évoqué des représentations sur la vaccination constitue, selon moi, un baromètre de notre société. Société de défiance et de judiciarisation, où la relation médecin-malade risque de se transformer en affrontement entre lobbys. Société où prévaut l'irrationnel et la haine de la vérité : ainsi, ceux qui s'opposent à la vaccination contre le Covid, au nom de supposés effets secondaires à venir, oublient que ce coronavirus va, d'ici peu, avoir tué plus de deux millions de personnes en deux ans.

---

[1] Vivian Nutton ouvrage déjà cité p.45

CHAPITRE 19

La douleur

En commençant l'écriture de ce chapitre, je voudrais rendre hommage à François Boureau mort prématurément dans des conditions tragiques, à peine âgé de plus de cinquante ans. Grand médecin, grand pédagogue, il aimait ses malades. Sans ostentation, avec humilité et un sens clinique acéré. Avec son vieux complice Jean François Doubrère dont je suis fier d'être un ami de longue date, ils créèrent le Centre d'Evaluation et de Traitement de la Douleur de l'hôpital Saint Antoine à Paris. Je me souviens avec émotion des rencontres régulières au Pavillon Lemierre qu'organisaient François et Jean-François et nous étions nombreux à y participer.

Ces deux-là nous ont tout appris sur la douleur. En premier lieu, et c'est un point fondamental qui va bien au-delà de la douleur et concerne tous les aspects de la médecine : « Il faut croire ce que dit le malade. » Il s'agit d'un point qui ne souffre aucune exception ni dérogation. Tout médecin devrait observer ce précepte. A la lettre.

La presse s'est fait état, ici ou là, de patients ayant contacté les services d'urgence pour des problèmes aigus les concernant ; et de pas avoir été pris au sérieux eu égard à une vision de celui qui recevait l'appel que je qualifierais de coloniale. Ce genre d'attitude a quand même été à l'origine de plusieurs décès.

Cela rejoint ce que j'ai entendu plus d'une fois lors de mes études de médecine. Lorsque j'entendais hurler à travers les mornes couloirs des services hospitaliers que j'ai pu fréquenter : « C'est un syndrome méditerranéen ». Il faut résolument tordre le cou à ce supposé « syndrome méditerranéen ». Qui n'est qu'un lieu-commun colonialiste et raciste, qui n'a, bien évidemment, aucun fondement à part celui de manifester un racisme anti-arabe vulgaire qui trouve son origine dans la guerre d'indépendance algérienne. Dans la bouche de ceux qui prononcent cette locution abjecte, cela signifie qu'on ne peut pas prendre au sérieux les manifestations douloureuses « excessives » des gens qui viennent généralement d'Afrique du Nord, qu'ils soient arabes, berbères ou sépharades. « Ils en rajoutent, ils en font des tonnes », soutiennent ces gens qui ne méritent pas le nom de soignants, moyennant quoi on ne soigne pas les gens. Ce qui est inadmissible. Se comporter de cette façon, c'est se comporter comme un policier, suspicieux a priori. Mais un médecin n'a pas à se comporter de manière soupçonneuse et inquisitrice. Son unique mission, c'est le soin.

Les réflexions méprisantes et soupçonneuses de la part des soignants ne sont pas rares. Dans les maternités, on entend fréquemment le même type de propos ; selon lesquels les femmes originaires d'Asie du Sud-Est seraient stoïques lorsqu'elles mettent au monde, les femmes d'Afrique du Nord seraient « dans l'excès » démonstratif et les femmes européennes entre les deux. Ce genre de discours n'est pas recevable. La douleur est universelle, sa perception est la même pour tous, quelle que soit l'origine sociale ou géographique du ou de la malade. C'est éventuellement sa manifestation qui diffère selon les habitudes culturelles dans lesquelles tout un chacun a baigné depuis sa plus tendre enfance. La perception de la douleur est donc une donnée physiologique ou physiopathologique, la manifestation de la douleur est partie intégrante de la culture de la personne douloureuse.

La douleur est certainement le premier motif de consultation en médecine générale. C'est ce que confirment toutes les enquêtes menées sur le sujet auprès des médecins généralistes. C'est probablement, également, le premier motif qui amène les patients aux urgences hospitalières. Et je sais gré à Axel Ellrodt d'avoir consacré le premier chapitre de son livre[1] à cette question.

La douleur, voilà bien un problème qui heurte de plein fouet la clinique. Même si la douleur est un sujet moins délaissé par les praticiens qu'il y a vingt ou trente ans et que beaucoup de progrès ont été réalisés. Si dans ce cas de figure on n'assiste pas à une débauche d'examens complémentaires (mais ce n'est même pas sûr !), on a malgré tout l'impression que le thème de la douleur, pour nombre de médecins, se résume à la thérapeutique, donc à la rédaction d'une ordonnance d'antalgiques. A l'appui de cette affirmation et des critiques nombreuses adressées autrefois aux médecins sur leur inertie face à la douleur de leurs patients, la réponse désormais c'est la prescription de morphine et de morphiniques à tout-va. « Nous prescrivons des morphiniques, donc qu'on nous laisse tranquilles avec cette histoire de douleur car nous faisons le maximum » entend-on de ci de là. Loin de moi, bien sûr, l'idée de penser que la morphine et les morphiniques sont des médications dangereuses, inutiles, annonciatrices de mort, que sais-je encore ? Si elle est largement utilisée et tant mieux, elle est encore probablement sous-utilisée. Mais le problème est ailleurs. Il ne faudrait pas que la prescription de morphine devienne une « prescription réflexe » qui dispense d'un examen clinique et d'une réflexion sur la douleur du patient.

On sait, en effet, qu'il y a un certain nombre de douleurs qui résistent à l'action antalgique de la morphine. Particulièrement les douleurs dites « neuropathiques » : celles qui persistent longtemps après un zona, ou bien qui surviennent chez le diabétique dont les nerfs des pieds sont lésés et envoient au cerveau des informations erronées, celles qui frappent toute une région du corps de la personne qui a fait un accident vasculaire cérébral. Là encore, on le

---

[1] Axel Ellrodt Urgences médicales Editions Vuibert

voit, l'examen clinique est indispensable. Et il rassure le patient qui se rend compte qu'on s'intéresse réellement à cette douleur qui perturbe parfois gravement sa vie.

L'examen clinique est, tout particulièrement lorsque le médecin reçoit un patient qui a derrière lui une longue histoire de douloureux chronique, absolument fondamental. Si on était excessif, on pourrait dire que chez un patient douloureux, chaque intervention médicale, si elle est inadaptée ou inappropriée, ne fait qu'aggraver la situation.

La preuve, ce sont les propos qu'on entend couramment lors des consultations accordées dans les centres anti-douleur : « Vous aussi, Docteur, vous allez me dire que c'est la tête ! ». Ou : « Çà fait tellement de médecins qui m'ont dit : vous n'avez rien » … Il faut impérativement briser ce cercle vicieux et la seule façon d'avancer c'est de déployer l'examen clinique dans son exhaustivité. L'écoute doit s'effectuer sans limite de temps. Facile à dire mais difficile à faire, surtout en médecine libérale. Mais, devant ce type de situation qui constitue une forme de blocage ou, au moins, d'incompréhension mutuelle entre médecin et malade, il faut prendre le temps de remettre les choses totalement à plat. Et laisser le temps au malade de s'exprimer totalement. Si certains pensent que c'est du temps perdu, si on y réfléchit c'est, en réalité, du temps gagné.

Il serait excessif de dire que la douleur chronique qu'éprouvent certains patients trouve son unique origine dans une intervention inadaptée des médecins. Ou dans une relation médecin-malade de mauvaise qualité. Disons que probablement cela n'arrange pas les choses. Mais, ne jetons pas la pierre : la médecine libérale dont l'exercice est régi par le paiement à l'acte rend extrêmement difficile la prise en soins de ce type de malade de façon satisfaisante.

Je vais conclure ce chapitre consacré à la douleur en évoquant la situation des vieillards. Car, la douleur des vieillards constitue, à mes yeux, un continent englouti. La douleur chronique, celle qui dure depuis plus de trois mois, qui n'est plus (à la différence de la douleur aiguë) le signal d'alarme de quoi ce soit qui nécessite une prise en charge immédiate, devient une maladie autonome. La douleur chronique est une maladie en tant que telle. Elle ne constitue pas un signal d'alarme d'autre chose, mais, elle compromet sévèrement la qualité de vie de la personne. Et cette situation n'a rien d'anecdotique. Elle concerne entre un quart et un tiers des vieillards, spécialement ceux qui vivent en EHPAD. Peut-être davantage. J'insiste sur ce point car il est souvent difficile d'en reconnaître son existence, il est souvent difficile d'en diagnostiquer sa cause ou ses causes, d'en évaluer son niveau d'intensité car nombreux sont les vieillards dont la détérioration cognitive ne leur permet pas de « s'auto-évaluer » et enfin d'ajuster convenablement la thérapeutique, en particulier les doses médicamenteuses.

Mais, encore une fois, la douleur chronique qui donc, du fait de sa chronicité, est devenue une entité pathologique par elle-même, ne se résume pas à son traitement médicamenteux. Elle met en jeu toutes sortes de thérapeutiques non-médicamenteuses.

CHAPITRE 20

Difficultés de tenir le point de la clinique en médecine gériatrique

Pour une clinique contemporaine en gérontologie

La médecine gériatrique est une médecine difficile.

Pour plusieurs raisons :

Première raison : l'interrogatoire chez les très vieilles personnes est souvent illusoire. Devant les fréquentes détériorations cognitives qui les frappent, il leur est quasiment impossible d'évoquer leur biographie, en particulier leur histoire médicale. C'est vrai que les médecins reçoivent souvent le vieux patient accompagné de quelqu'un de son entourage qui apporte des renseignements. Mais ces éléments d'information sont médiés à travers une subjectivité autre, qui n'est pas celle du patient. On se doute bien que l'examen clinique chez un malade très détérioré intellectuellement est vécu par lui comme une agression, une intrusion dans son quotidien : cela explique les nombreuses manifestations d'opposition et d'agressivité à l'égard du médecin. Et rend donc l'examen très compliqué. Car le patient qui se sent agressé devient agressif.

Deuxième raison : les symptômes sont extrêmement bâtards. Quoi de plus banal que le propos que tient l'infirmière ou l'aide-soignante pour alerter le médecin en EHPAD sur Monsieur Untel ou Madame Chose. « Il (elle) baisse », « Il (elle) est agressif(ve) », « Il (elle) ne veut plus se lever ». Le terme « alerte » est parfaitement adapté car il se passe quelque chose d'inhabituel mais qui recouvre tellement d'hypothèses. Ce peut être une déshydratation, une douleur qui ne s'exprime pas verbalement mais qu'il faudra rechercher avec attention à travers l'apparition d'un rictus dans l'expression du visage ou une modification de l'attitude corporelle. Ce peut être n'importe quelle pathologie, infectieuse ou autre. Ce peut être une façon de réagir psychologiquement à un traumatisme. Nous le voyons en cette période de pandémie de Covid 19. Les décisions officielles de port du masque obligatoire, de restriction du droit de visite dans les EHPADs sont très perturbatrices de l'équilibre psychologique précaire des vieillards qui y vivent. Certains sont effrayés de ne plus reconnaître les soignants qui s'occupent d'eux et dont le visage masqué, et par conséquent méconnaissable, ne constitue plus un repère auquel se raccrocher. Certains lâchent carrément prise car quel intérêt y a-t-il à poursuivre cette existence où les fils ténus qui les reliaient au monde sont coupés les uns après les autres ?

Troisième raison : Tout réagit sur tout chez le vieillard. La dégradation de la fonction rénale agit sur le métabolisme des médicaments dont il faut adapter la dose et la répartition des prises. Une anémie, quelle qu'en soit l'origine, peut provoquer une décompensation cardiaque. C'est le fameux facteur extérieur à l'organe (le cœur), en l'occurrence l'anémie, qui vient décompenser la fonction cardiaque. On doit à Jean-Pierre Bouchon, l'inventeur de la gériatrie moderne, d'avoir imaginé ce concept génial. Contrairement à un sujet jeune, le vieillard va décompenser sa fonction cardiaque à cause d'un facteur extérieur, ou bien il va être victime d'un épisode de confusion mentale, alors que le cerveau n'est pas en cause... Cela se résume dans la formule que tous les gériatres connaissent : 1 + 2 + 3[1] .

1-désigne le vieillissement de l'organe qui ne suffit jamais, à soi seul, pour expliquer la décompensation,

[1] JP Bouchon 1 + 2 + 3 ou comment tenter d'être efficace en gériatrie Revue du Praticien 1984 ; 34 ; 888-92

2-c'est la pathologie ou les antécédents pathologiques de l'organe qui décompense,

3-c'est ce qui, en dehors de l'organe incriminé, explique sa décompensation.

Pour être plus explicite, si on prend l'exemple du cœur, le vieillissement (1) ne peut jamais expliquer sa décompensation, des antécédents d'angine de poitrine (2) c'est-à-dire d'atteinte des artères coronaires qui apportent l'oxygène au muscle cardiaque ne l'expliquent pas toujours. En revanche, une anémie ou une infection pulmonaire (3) peuvent à eux seuls l'expliquer.

Outre que c'est une médecine difficile, c'est une médecine qui ne peut se prévaloir d'aucun succès manifeste. Elle ne fera jamais la une du Journal télévisé, à l'instar d'une première mondiale de greffe ou de l'apparition d'un anticancéreux révolutionnaire. C'est une médecine de l'échec mais pas d'un échec total. Elle est, en réalité, presque comme tous les autres domaines de la médecine, mais de façon plus immédiatement visible et manifeste : elle accompagne la vie de ses patients, guérit ce qui est curable (et c'est une très bonne chose, avec les réserves que j'ai indiquées ailleurs sur la guérison), parvient à stabiliser un certain temps des maladies autrefois rapidement mortelles et qui désormais deviennent des maladies chroniques, soulage l'inconfort des mourants mais elle se heurte toujours au même butoir indépassable. La gériatrie, c'est une école de la vie, une école de modestie.

Être clinicien chez un patient polypathologique, comme le sont souvent les vieillards, qu'est-ce que cela signifie ? Cela signifie qu'il faut avoir une vision globale de l'état de santé du patient et tenter autant que possible d'établir un contrat sur la ligne de conduite. C'est veiller à ce que ce nouveau traitement qu'on vient de prescrire ne soit pas délétère pour le rein. C'est veiller à ce qu'un traitement d'apparence anodine ne provoque pas un saignement au sein du tube digestif, lui-même générateur à terme d'une anémie, pouvant dans un deuxième temps décompenser la fonction cardiaque. Sans compter que ce genre de médicament a l'inconvénient d'être fréquemment utilisé en automédication. En pratique, le médecin voit un vieux patient qui présente un œdème aigu du poumon. S'il n'a pas intégré le schéma 1 + 2 + 3, il s'arrêtera au diagnostic constaté ; si au contraire, il l'a intégré il remontera la chaîne des causes et comprendra que c'est la prise inconsidérée en automédication d'un antiinflammatoire qui est à l'origine de cette cascade pathologique.

Il est des diagnostics « rentables » en gériatrie. Utiliser le vocable de diagnostic « rentable » peut paraitre choquant si on n'y apporte pas quelques explications. « Rentable » n'est pas, en effet, un mot doté d'une grande délicatesse, car, a priori, la rentabilité (financière) présente peu de compatibilité avec l'état de santé. Mais justement, dans le cas présent, il s'agit d'autre chose. La locution « diagnostic rentable » désigne un diagnostic qui, au prix d'examens complémentaires et d'un traitement, acceptables par le patient, va lui permettre de retrouver à peu près la vie qu'il avait avant cet épisode pathologique. Il est certain qu'un diagnostic de tuberculose ou de cancer métastasé incite dans le premier cas à être curatif et dans le deuxième cas à être palliatif. Mais là encore, tout est affaire de cas particuliers, et il fondamental de demander au malade, s'il est en état de le faire, ce qu'il souhaite.

Est-il raisonnable de traiter les facteurs de risque supposés chez un vieillard grabataire ? La réponse est dans la question.

Médecine curative, médecine palliative ou les deux ? Ce point est développé dans le chapitre intitulé : « Questions autour de la mort : soins palliatifs, acharnement thérapeutique, euthanasie. »

Par temps de Covid. La pandémie actuelle ouvre une ère nouvelle dans les rapports humains, du fait du port du masque, de la distanciation physique et de la réglementation des visites en EHPAD. Les vieilles personnes ne comprennent aucun des trois points précités et on les comprend. Quelle attitude et quel discours adopter ?

On effectue trop d'évaluations, on délaisse la clinique. Le risque du « trop d'évaluation », c'est de placer le vieillard « évalué » dans une posture d'infériorité par rapport à celui qui n'est dès lors plus un clinicien mais un « évaluateur ». Infériorité qui peut aller jusqu'à une réification totale du patient. On évalue les fonctions cognitives, le risque de chute, le statut nutritionnel, l'état thymique...à l'aide d'échelles diverses et variées. Non pas que ces échelles soient sans intérêt car, par elles-mêmes, elles visent à être exhaustives. Mais utilisées telles quelles, elles contribuent, là encore, à transformer le vieillard à qui ces échelles sont destinées, en objet.

Ne pas transformer un vieillard en malade, du simple fait qu'il soit vieux. La vieillesse, en soi, n'est pas une maladie même si, indubitablement, elle en constitue un facteur de risque.

Aborder la question de la fin. Ce n'est pas par plaisir que cette question sera abordée. Mais, il s'agit d'une demande qui émane du vieillard, lorsqu'il est capable de la formuler et plus rarement encore de la dire. Car l'angoisse de mort est omniprésente. Certains ont réussi à la réduire à la portion congrue car ils estiment avoir fait ce qu'ils avaient à faire au cours de leur vie. Mais ceux-ci sont rares. Et même, si ceux-ci parviennent à un relatif degré de sérénité il y a bien des moments où, malgré tout, l'angoisse affleure. L'important, peut-être, est d'être là. Car, ici, le médecin ou le soignant est dans la même posture que son patient même si celui-là tente de se rassurer en se disant que ce n'est pas pour tout de suite. L'important, c'est de ne pas se défiler et d'essayer de faire parler sur ce qui angoisse. Également de pas raconter n'importe quoi. Comme « Vous ne mourrez pas » qu'il m'est arrivé d'entendre.

CHAPITRE 21

L'expérience des groupes Balint

Les groupes Balint sont hélas bien trop peu nombreux. Si on en recense en France entre vingt et trente, ce ne doit guère être davantage. Si on considère que chaque groupe compte un maximum de dix soignants parmi lesquels la moitié environ de médecins, on arrive à un total approximatif d'une centaine de médecins engagés dans le travail de type Balint. Quel dommage ! Car le travail qu'effectuent les groupes Balint constitue une aide précieuse pour le praticien et le soignant en général afin d'améliorer la relation entre le soignant et le malade.

Le sujet unique autour duquel se constitue la réflexion des groupes Balint, tourne autour des difficultés éprouvées par les soignants au quotidien dans la relation qu'ils ont à leurs patients. Il s'agit, sous le regard d'un ou de deux leaders et de ses pairs, d'exposer, à propos d'un cas, les difficultés qu'on a pu éprouver dans la relation avec son patient. Il n'est pas question d'exposer un dossier comme lors d'un staff hospitalier, les notes sont prohibées. Le médecin livre spontanément ses difficultés subjectives et ses émotions. Personne ne juge, la bienveillance est de rigueur, et ensemble le groupe essaie de trouver un chemin pour sortir de l'impasse où celui qui vient d'exposer se trouve.

Michael Balint, psychiatre et psychanalyste, d'origine hongroise qui fit toute sa carrière à Londres fut à l'initiative d'un mouvement qui reconsidéra de fond en comble la relation médecin-malade. Il organisa dans les années 50-60 des groupes de réflexion où les praticiens faisaient état de leurs difficultés relationnelles avec leurs patients. Et collectivement tentaient de trouver des solutions afin d'améliorer leurs pratiques.

C'est dans ce contexte que Balint inventa un certain nombre de concepts : l'enfant comme symptôme offert, la collusion de l'anonymat, la survivance de la relation maître-élève.

De la fréquentation des groupes Balint ou de la lecture même des textes écrits par M. Balint ressortent quelques points clés bien utiles pour garder le cap dans son activité de médecin généraliste.

Beaucoup de situations d'allure banale en médecine générale, mais c'est peut-être également vrai à la consultation du médecin spécialiste particulièrement en dermatologie et en gastro-entérologie, nous paraissent complètement mystérieuses. Dit plus trivialement : « On n'y comprend rien ». Et derrière ces situations où « l'on n'y comprend rien » (situations qui finissent en général par agacer profondément le médecin), se cachent fréquemment des secrets ou des traumatismes profondément enfouis dans l'inconscient, mais pouvant persister dans la conscience. Traumatisme dont la nature sexuelle est fréquente.

Je me souviens en particulier d'une patiente relativement jeune, dont la banalité et la réitération sempiternellement recommencée des symptômes auxquels je ne comprenais rien commençaient à singulièrement m'agacer, qui un jour me « lâcha le morceau ». Je ne me souviens plus si je lui avais alors posé une question qui lui aurait permis de me révéler son « secret ». Je ne me souviens pas davantage si j'avais dans cet instant, une idée derrière la tête ou pas. De l'ordre de ce que je viens d'évoquer : un traumatisme sexuel, en l'occurrence. Ce que ma mémoire n'a pas oublié, en revanche, c'est qu'à ma consultation, il y avait fréquemment un interne en médecine générale. Lorsqu'elle me révéla son « secret », elle avait profité d'une ou deux minutes pendant lesquelles mon interne était sorti du bureau pour faire quelques photocopies chez la secrétaire. Son « secret » n'était rien moins qu'un viol dont elle avait été victime presque quinze ans auparavant. Viol qu'avait commis un de ses collègues de travail, contre qui elle n'avait jamais porté plainte. Pour deux raisons, probablement : à cause de la sidération qui la frappa de plein fouet. Également, du fait de la culpabilité qu'elle ressentait. J'ajoute que cette femme tomba enceinte dans les suites du viol. Elle dut avoir recours à une IVG. IVG « clandestine », en tous cas à l'insu de sa famille, car celle-ci, originaire d'Algérie, aurait eu du mal, pensait-elle, à admettre toute cette histoire.

Ce « secret », elle ne l'avait livré à personne, ni à sa mère, ni à l'une de ses sœurs, j'en devenais le seul dépositaire.

Ce viol l'avait définitivement ébranlée. Originaire du bassin de Longwy, elle s'était sentie contrainte de venir vivre en banlieue parisienne. Rien ne pouvait l'empêcher de se sentir « sale », son corps lui paraissait « souillé », peut-être à tout jamais ; dans l'eau de son bain, elle versait systématiquement une bonne quantité d'eau de Javel.

Comme on peut l'imaginer, la question des rapports sexuels lui était devenue éminemment problématique. Elle avait un ami bienveillant qui ne comprenait pas pourquoi elle se refusait à lui. Et avec le temps, elle ne parvint jamais à lui « lâcher » quoi que ce soit de cette histoire.

Rétrospectivement, j'aurais peut-être dû, comme le recommande Balint, lui ménager, précocement, un long moment pour un « entretien prolongé » (selon l'expression de Balint), mais il n'est pas certain qu'elle y eut « lâché le morceau ». Par la suite je la reçus très régulièrement à intervalle fixe d'une ou deux semaines pour tenter de « vider cet abcès ». Il me semble qu'elle avait été soulagée de me déposer son lourd fardeau et cela semblait lui suffire. Manifestement, elle comprit que mon regard sur elle avait changé : d'irrité ou agacé, j'étais devenu compréhensif et empathique. Mais, à partir de là, dans sa tête, les choses ne bougèrent plus. Elle ne parvint pas à s'ouvrir à quiconque de son histoire et ses appréhensions ne disparurent en aucune façon.

Dans toute ma carrière, j'ai pu permettre à un certain nombre de patients dont les demandes me laissaient perplexe, de mettre à jour des histoires de même nature : incestes, agressions pédophiles. De façon générale, et je crois que ça n'est pas très original, j'avais fini par me forger une conception des situations auxquelles je ne comprenais rien comme des choses qui viennent recouvrir des traumatismes de cette nature.

J'ai appris aussi que la méthode académique que nous enseigne la médecine hospitalière : poser une question précise ne peut que susciter une réponse au mieux précise, mais même pas toujours. En tous cas, à question fermée, réponse fermée. Cela permet de comprendre le fossé qui sépare l'interrogatoire de l'écoute. Poser une question « fermée » correspond sans aucun doute à l'interrogatoire. La réponse à une question « fermée » ça ne peut être que « oui », « non », ou encore un ou plusieurs mots issus d'un ensemble lexical générique présent dans la question. Par exemple : « Quelles maladies avez-vous eues dans votre existence ? » La réponse ne peut désigner qu'une ou plusieurs maladies et rien d'autre.

L'écoute, c'est tout autre chose. C'est laisser au patient le temps nécessaire (et il peut être long) pour qu'il aille puiser dans sa mémoire ce qui l'a durablement marqué dans son existence. Ceci nécessite un effort considérable de sa part qui commande au praticien de faire montre d'un silence respectueux, le seul propice à ce que le patient concentre son énergie pour aller chercher profondément dans sa mémoire les éléments qui lui permettront de tisser la toile de sa propre existence. Quant aux souvenirs traumatiques refoulés dans l'inconscient…

Selon Balint, un quart à un tiers du travail du médecin généraliste est lié à l'activité psychothérapeutique, au sens large, de celui-ci. Si je fais le bilan de mon expérience et si j'ai bien entendu ce qu'ont pu me dire mes amis médecins, je suis disposé à le croire. Il est vrai que le médecin généraliste qu'on peut désigner à juste titre par les noms de médecin de famille ou médecin traitant est le réceptacle privilégié du « matériel » fourni par le patient. Le patient « propose » au médecin plusieurs maladies ou symptômes (c'est cela le « matériel ») que le clinicien, qui a de l'expérience, classe rapidement dans la catégorie des troubles « fonctionnels ». Celui-ci ne retient qu'un élément au terme de ce que Balint appelle un « processus d'élimination par des examens physiques appropriés ».

Le médecin généraliste (surtout lui mais pas uniquement) pratique tous les jours la psychothérapie. Consciemment ou pas. Un peu comme Monsieur Jourdain faisait de la prose sans le savoir. Lacan dit bien : « De la psychothérapie, on en a toujours fait, sans très bien savoir ce qu'on faisait. »[1] Ce n'est pas le cas de tous les généralistes, certains se sont formés spécifiquement à la psychothérapie. Mais la « psychothérapie », « sans le savoir », qui se réduit à des conseils ou à du réconfort n'est pas critiquable et même si elle ne permet pas au patient d'aller au fond des choses a souvent des effets positifs. Les conseils les plus souvent utilisés : « Changez d'air », « Changez de travail », « Relativisez ce qui vous arrive… », « Arrêtez de boire, de fumer… ». Ce sont des conseils de bon sens, mais ils s'arrêtent à la porte du réel. Car le patient ne parvient pas jusqu'au point où le problème du patient est clairement identifié, y compris et surtout par lui-même. Car

[1] Jacques Lacan Séminaire II Le Moi dans la théorie de Freud Le Seuil 1978

l'identification du problème ouvre de vastes perspectives à sa résolution.

Il est une question compliquée qu'on peut déployer autour d'un propos fréquemment adressé au patient qui « offre » au praticien une kyrielle de symptômes. Ce propos, c'est : « Vous n'avez rien ». A partir de cette phrase laconique, on peut dire beaucoup de choses. Le « Vous n'avez rien » signifie, d'une part, que du point de vue du regard médical académique strict, le « matériel » que le patient vient déposer auprès de son médecin, n'est pas intégrable dans la nosographie officielle. A partir de là, le médecin a le choix. Soit, il se contente de ce constat et de fait rejette le patient. Soit, il tente (et c'est un exercice éminemment difficile) de comprendre ce qui se cache derrière ce que le patient livre au médecin. (Peut-être d'ailleurs que plus encore que le médecin comprenne est-il important que le patient comprenne ?) Pourquoi est-ce difficile ? Parce que le patient n'a pas monté de toutes pièces la liste des symptômes évoqués. Que ces symptômes sont l'expression dans le corps de traumatismes et de conflits non mis à jour. Et la demande que le patient adresse au médecin, si celui-ci est en mesure de l'entendre, n'est rien moins qu'un appel à l'aide. Appel à ce que le médecin aide le patient à démêler son « imbroglio intérieur » auquel celui-ci ne comprend rien, lui non plus. Et l'écoute véritable permet parfois que le patient, dans les conditions créées par le médecin, accouche lui-même du diagnostic causal de tous ces troubles. Lorsque le médecin ne parvient pas à démêler les fils et les nœuds d'une situation qui se situe hors du cadre de ce qu'on lui a enseigné à l'université, il a souvent recours à l'avis d'un spécialiste pour que celui-ci confirme ou infirme ce dont le généraliste, baigné dès ses études dans l'ambiance organiciste officielle, a eu l'intuition : une cause « fonctionnelle » aux troubles. Autrement dit, rien. D'où la réponse définitive et sans-appel : « Vous n'avez rien ». De là, le patient ne peut se sentir qu'abandonné. Le désir des gens c'est d'être pris au sérieux. A qui peut-il se fier ? La confiance a toutes les chances d'être durablement ébréchée. Ce qui explique, d'ailleurs, les difficultés réelles que le généraliste a à adresser le patient au psychiatre. C'est au généraliste que le patient s'est adressé, c'est chez lui que le patient a déposé ses symptômes, c'est au généraliste d'effectuer le travail que le patient attend.

Autre point important : la personnalité du médecin. Chaque médecin a sa personnalité. Il y a ceux qui ont clairement compris que ce qu'on nous a enseigné sur les bancs de la Faculté était de grande qualité, mais ne correspondait qu'à la médecine hospitalière. Et pas du tout à la médecine ambulatoire. Pour les médecins uniquement hospitaliers qui liront cet ouvrage, ils trouveront peut-être que je « tire » trop le propos du côté de la psychologie, de la psychopathologie, de la psychothérapie. Ils auront à découvrir le continent, méconnu pour eux, de la patientèle en médecine générale. M. Balint[1], pour animer un de ses séminaires avait demandé à deux praticiens participants de faire un résumé exhaustif et succinct de leur consultation de la veille. En parcourant ces listings, je me croyais revenu dans mon propre cabinet de consultation. Sur trente-trois cas exposés, il se trouve, selon Balint, près de vingt-cinq patients présentant, selon les termes qu'utilise l'auteur, une névrose plus ou moins sévère et plus ou moins masquée. Et en face le médecin qui réagit selon sa personnalité propre. C'est ce que Balint appelle « la fonction apostolique ». Parmi les médecins, il en est qui se montrent plus répressifs, d'autres plus laxistes, d'autres plus moralisateurs, d'autres font preuve d'une infinie patience. En général, dans tout cet échantillonnage de typologies différentes, le patient a

[1] Michael Blint Le médecin, son malade et la maladie Editions Payot p.56-60

l'intelligence de repérer le type de médecin qui correspond le mieux à ses attentes. Ce qui a pour conséquence que la question que je me suis souvent posée est sans objet : quel serait le devenir de chaque individu malade si au lieu d'être suivi par le Dr A., il l'était par le Dr X., Y. ou Z. ?

Il existe, c'est indéniable, des difficultés réelles à la mise en place d'un tel dispositif d'écoute. La première survient à la fin de la séquence où ce qui est en jeu c'est de valider ou non la réalité d'une étiologie organique au trouble présenté par le patient. Si cette recherche est négative, le médecin peut dire à son patient : « Vous n'avez rien », ce qui équivaut à une fin de non-recevoir. Il peut, de façon plus nuancée, déclarer : « Vous n'avez rien de grave, ou, vous n'avez rien d'organique ». Le médecin a peut-être alors une idée derrière la tête : et si les symptômes que m'a offerts le patient cachaient une cause qu'on n'a pas encore mise en évidence ? A ce moment-là, si le médecin souhaite aller plus avant et si le patient est prêt à le suivre, la consultation change de nature. On entre dans le domaine de la psychothérapie. Tous les médecins ne sont pas obligés de faire ce choix. Certains (avec des arguments valables) peuvent considérer que ce n'est pas leur métier, qu'ils n'ont pas eu la formation requise, qu'ils n'en ont tout simplement pas envie, qu'ils sont réticents à creuser avec le patient des domaines plus intimes de son existence, en particulier sa sexualité. On peut comprendre que les résistances à se lancer dans un travail de cette nature soient retrouvées chez le praticien, le malade ou les deux. Et c'est là une contradiction réelle : la confiance au long cours, le malade la place dans son médecin de famille : le médecin traitant. C'est à lui que le malade est le plus enclin à livrer des secrets, ce n'est pas au psychiatre ou au psychologue. Le malade ne les connait pas. Et, la plupart du temps, le médecin de famille n'est pas formé à cette pratique (de la psychothérapie).

N'oublions pas non plus que le médecin est un malade potentiel, qu'il s'en protège derrière son savoir, devient ignorant quand il tombe malade, voit sa maladie dans ses malades (effet miroir) et ne peut pas faire abstraction pour lui-même de la maladie du malade.

CHAPITRE 22

La question du corps

Il est curieux de constater que le mot « corps » est utilisé dans les conversations courantes pour désigner à la fois l'ensemble des médecins, d'une part, et, d'autre part, « ce » qui abrite la maladie. Mais il s'agit d'une désignation asymétrique : à deux titres au moins. Un collectif, une confrérie, d'un côté ; un corps souffrant de l'autre, celui de l'individu malade. Ensuite, la force, d'un côté, la faiblesse de l'autre. Force et faiblesse supposées.

Le mot « corps » est utilisé dans une multitude d'expressions qui ont dans chaque cas une signification un peu particulière et différente. On essaiera de trouver un sens commun à toutes ces variations. On parle donc de : corps de ferme ou corps de bâtiment, corps de métier (corps médical, corps enseignant, tous corps d'Etat) et un peu au-delà, des corps spécialisés au sein de l'Etat (corps constitués, corps diplomatique), ou avec une tonalité militaire (corps expéditionnaire, corps francs). On le retrouve dans de nombreuses expressions : corps à corps, « la chute des corps » si chère à Galilée, corps et biens, corps et âme, à corps perdu… Qu'y a-t-il de commun dans tout cela ? Difficile de répondre à cette question. Peut- être s'agit-il d'un assemblage dont le résultat produit une entité complexe dont, cependant, le degré d'homogénéité est tel qu'on peut considérer qu'il ne fait qu'un ? Un corps serait, dans toutes ses acceptions, un ensemble dont les éléments qui le composent disposent entre eux de bien davantage de convergences que le contraire : à tel point que l'on pourrait le désigner de cette façon en dépit des contradictions qui le traversent et qui ne seraient pas suffisantes pour entamer son homogénéité.

Le malade, particulièrement dans la situation où il est hospitalisé, donc en position de faiblesse et d'infériorité ressentie face à la présence massive et permanente du personnel soignant, peut légitimement avoir l'impression qu'il est dépossédé de son corps. Que son corps ne lui appartient plus car la médecine a fait main basse dessus. L'élément nouveau, c'est que désormais l'enveloppe corporelle ne préserve même plus l'intimité des organes de l'intrusion des médecins. Tellement peu, que le corps même du patient n'intéresse absolument plus les médecins, les performances des machines actuelles étant telles que leur capacité et leur puissance d'investigation sont illimitées ou presque. C'est une intrusion particulièrement violente, qui se présente comme allant de soi devant « l'évidence » de l'avancée technologique qui dispense de solliciter en quoi que ce soit le consentement du patient.

On peut noter d'ailleurs, avec l'apparition dans le monde entier de la pandémie de SARS Cov2 que le terrain était prêt à l'évidence pour généraliser les consultations médicales via un système de vidéo-conférence. Ça n'a eu l'air de choquer personne. Où est donc passé l'examen clinique ? Où sont passés les corps ?

Il y a une historicité du corps.

A la fin du Quattrocento, qui correspond au XVème siècle, probablement vers 1480, Andrea Mantegna peint « Lamentation sur le Christ mort ». La perspective avec effet de plongée sur le corps du Christ offre une image écrasée du cadavre, comme raccourcie, et le sépulcre où il repose pourrait ressembler à une table d'autopsie. Mais il n'en est rien. Le visage gris hésite à exprimer la douleur. Ou la sérénité. Du corps lui-même, nous observons surtout aux mains et aux pieds les stigmates de la crucifixion. Le peintre nous donne à voir un cadavre qui semble une enveloppe exsangue qui pourrait être de pierre. Un corps presque minéral. En même temps qu'un corps divin, donc sublime.

Cent cinquante ans plus tard, à Amsterdam, Rembrandt achève son tableau : « La leçon d'anatomie du Docteur Nicolaes Tulp ». Cette fois, il n'est plus question du corps de Dieu fait homme. Il s'agit du corps d'un assassin, que les autorités ont confié à l'anatomiste. C'est un corps dédié à la science, à la rigueur de l'étude anatomique. Le professeur tout de noir vêtu montre à ses sept élèves, habillés eux de gris, la structure musculaire et nerveuse du membre supérieur. Le cadavre, de la façon dont il est installé sur la table et la couleur grise de la chair, est clairement un corps promis à la dissection.

Au XXème siècle les corps et les visages de Francis Bacon évoquent la boucherie, les métamorphoses, la guerre et les « gueules cassées ». Les corps sont démembrés, malmenés. Les visages écrasés, défigurés. Ceux que peint Egon Schiele baignent dans une ambiance, également, de souffrance et de tourment. Peut-être plus physique chez Bacon, plus moral et intérieur chez Schiele.

Le corps est passé ainsi progressivement de celui de Dieu fait homme, à un objet pour la clinique puis le lieu de toutes les détresses humaines.

Chez les publicitaires dont la mission est de promouvoir la marchandise les corps sont jeunes, beaux et sexy. Désirables. Le corps n'est plus qu'un enjeu marchand.

Dans le même temps, la médecine, elle, a absenté les corps. Le corps, lui-même, est banni. C'est devenu un corps virtuel qui n'est plus qu'une somme de chiffres et d'images. Et comme la médecine a ainsi fixé le cadre du discours, les patients pour se faire entendre ont adopté ce cadre et c'est de l'intérieur de celui-ci qu'ils s'expriment.

Au milieu du XIXème siècle, le corps est, tout comme dans « La leçon d'anatomie » de Rembrandt, un objet pour la science exposé dans les amphithéâtres de la Faculté à la curiosité et à l'intérêt de foules d'étudiants assemblés nombreux pour la circonstance.

« Charcot, entouré de ses élèves, montre à une assistance nombreuse et attentive une patiente, à qui il a réussi à faire reproduire tous les symptômes de la grande attaque hystérique. Et nous pouvons lire le texte de ses présentations dans les « Leçons du Mardi » recueillie par ses élèves. J'en cite une : « On vient de presser de nouveau sur un point hystérogène et voici l'attaque épileptique qui se reproduit. La malade se mord quelquefois la langue, pas souvent cependant. Maintenant, voici le fameux arc de cercle que vous trouvez décrit partout. » A ce moment, l'élève chargé de prendre les notes ouvre une parenthèse dans le discours de Charcot, pour enregistrer ce que tout le monde peut voir et entendre : « (La malade crie tout à coup : Maman, j'ai peur !). » Mais Charcot continue sa leçon : « Voilà les attitudes passionnelles ; puis si nous laissions les choses aller, nous retrouverions l'attaque épileptiforme. Il se produit une sorte de résolution suivie d'une espèce de contracture. Cela arrive quelquefois comme phénomène accessoire des attaques. » Malgré lui, une nouvelle parenthèse s'ouvre dans son discours : « (La malade crie : Ah Maman !). « A ce point, Charcot paraît avoir entendu la patiente, même s'il ne l'a pas écoutée : « Vous voyez comment crient les hystériques. On peut dire que c'est beaucoup de bruit pour rien. L'épilepsie, qui est plus grave, est beaucoup plus silencieuse[1]. »

De même que les patients hystériques que Charcot présentait à ses étudiants dans les séances de la Salpêtrière (auxquelles Freud assista) donnaient à voir leur corps arc bouté en opisthotonos épousant en cela la réalité d'alors de

[1] Fulvio Marone La clinique d'Hippocrate à Lacan Revue L'en-je lacanien 2012/2 N°19 121-139 cite JM Charcot L'hystérie, Toulouse, Privat 1971 p.119

l'hystérie (celle de la conception de Charcot), de même les patients quels qu'ils soient, se présentent et présentent leurs symptômes dans un contexte propre à chaque époque. L'époque actuelle qui se caractérise par une accentuation de la technicité médicale et par un retrait des corps derrière une biologie et une imagerie exhaustive, est celle où les patients intègrent que leur corps a disparu, réduit qu'il est à un paramètre biologique ou à une anomalie d'imagerie. Ainsi, une femme ne parlera pas de ses seins mais de sa dernière mammographie et un homme ne se plaindra plus à son médecin de pollakiurie ou de dysurie mais évoquera son PSA. La présentation des symptômes d'un patient n'est pas un invariant intemporel mais s'inscrit dans l'arbitraire du discours d'un temps spécifié.

Comme je l'ai évoqué à la fin du chapitre « Ouvrez quelques cadavres », la médecine actuelle considère que la personne qui se présente à elle n'a plus à lui expliquer ce qui se passe à l'intérieur de son corps. Les machines le feront à sa place et même mieux. Plus de tromperie possible, plus de simulation, la vérité objective dans toute sa splendeur. La parole du malade est absentée, non nécessaire. La personne et son corps ne sont plus considérés que comme des organismes « objectivables ». Le divorce entre la médecine et la psychanalyse n'a jamais été aussi flagrant. Le corps selon la psychanalyse est celui d'un sujet doué de parole. D'un sujet parlant. Sujet parce que parlant. Procédant ainsi, la médecine exclut la complexité humaine et sa subjectivité. Elle croit tout savoir sur l'individu, elle en ignore les ressorts essentiels. L'individu serait une voiture et le médecin un garagiste, quelle différence y aurait-il ?

Le corps, la médecine et la psychanalyse : Le corps selon la médecine et selon la psychanalyse sont si différents. En forçant le trait, le corps, du point de vue de la médecine, n'est pas loin d'être assimilé à un organisme. Organisme qui peut être l'objet d'investigations de toutes sortes. Le malade est dessaisi de son corps. Car ce corps ne peut plus, à cause des moyens actuels de le connaître, recéler le moindre secret. De nombreux patients ont d'ailleurs totalement intégré cette façon de voir. Comme on l'a vu, on parle de ses seins à une dame, elle répond « échographie » et on parle de sa prostate à un Monsieur, il répond la même chose. Ce corps là, donc, n'a plus de secret, objectif en tous cas, pour le médecin. C'est là que se noue la grande différence avec le corps psychanalytique. L'expression « grande différence » est faible.

J'ai dit plus haut que « le divorce entre la médecine et la psychanalyse n'a jamais été aussi flagrant ». Et pourtant ! Peut-être qu'il y aurait un progrès notable si les médecins admettaient que la psychanalyse peut sauver la médecine. Comme l'écrit Sándor Ferenczi, qui fut le maître de Michael Balint : « Combien d'efforts et de peines auraient été évitées si, pendant mes études, on m'avait enseigné l'art de manier le transfert et la résistance »[1]. Car le colloque singulier tend à disparaître, submergé qu'il est par le tsunami technologique. La conséquence catastrophique de cet état de fait serait que le médecin devienne un ingénieur de santé.

Dans un colloque célèbre qui se tint à la Pitié Salpêtrière en février 1966 et qui réunissait un pédiatre néphrologue, un endocrinologue et des psychanalystes, travaillant, sauf erreur de ma part, comme vacataires de l'INSERM en néphrologie pédiatrique, Jacques Lacan tenta vainement (et peut-être aussi de façon quelque peu provocatrice) d'expliquer la contradiction qu'il voyait entre médecine et

[1] Ferenczi L'influence de Freud sur la médecine p.123, cité par Marie José del Volgo « Psychanalyse et médecine : de la séparation à la réconciliation » Revue de psychothérapie psychanalytique de groupe 2001/1 n°36 167-176

psychanalyse. Si je résume de façon sommaire et imparfaite ses propos, la pierre d'achoppement se situe autour de la « topologie du sujet ». La pensée de la médecine lorsqu'elle se trouve confrontée à un malade et à sa maladie, c'est précisément de faire abstraction du malade en ne voyant que la maladie. La maladie est alors considérée comme une a-nomalie et non comme un événement qui survient dans le parcours biographique du malade, avec, éventuellement un sens pour le patient (mais si on se penche avec sérieux sur chaque épisode pathologique on verra qu'un sens est très souvent présent).

« L'être malade » confère au patient le statut de sujet minimal. A quoi la médecine répond guérison et comme le disent les médecins de la Sécurité Sociale : « retour à l'état antérieur ». Après la maladie, il faut que l'ordre règne. La guérison c'est très bien, mais ça n'existe pas. Car la maladie laisse toujours des traces ou des séquelles de différents ordres : traces dans la mémoire, dans l'inconscient, sur les clichés radiologiques, dans les examens sérologiques… « Guérir, malgré des déficits, va toujours de pair avec des pertes essentielles pour l'organisme et en même temps avec la réapparition d'un ordre. A cela répond une nouvelle norme individuelle, » écrit Canguilhem[1].

La guérison est un leurre. La médecine, dans sa velléité de toute puissance, prétend qu'elle guérit. Mais ce n'est pas vrai. Prenons l'exemple d'une maladie infectieuse, la tuberculose, qui faisait des ravages en Europe jusqu'au milieu du siècle précédent et qui tue toujours massivement dans les pays pauvres, on n'en guérit pas véritablement. Puisqu'il persiste des « traces » au niveau du système immunitaire et des « cicatrices » visibles sur les clichés radiologiques de contrôle. Beaucoup de maladies

[11] Georges Canguilhem Le normal et le pathologique Coll. Quadrige Ed.PUF p.168

précédemment incurables ont été transformées en maladies chroniques.

Il est probable qu'existe un désaccord structurel entre médecins et patients sur la question de la guérison. Prenons l'exemple de l'infarctus du myocarde pris en charge de façon précoce dans les conditions optimales. Le patient va être adressé en Unité de soins intensifs cardiologiques, il va bénéficier d'une coronarographie (opacification par voie endartérielle des artères coronaires qui approvisionnent le muscle cardiaque en oxygène) qui va guider le cardiologue sur le niveau lésionnel coronaire responsable de l'infarctus. Ensuite, le cardiologue va réaliser une angioplastie, c'est-à-dire dilater l'artère dont le rétrécissement voire l'obstruction est la cause de l'infarctus et va placer à cet endroit un stent, sorte de petit ressort qui maintient le calibre normal de la coronaire. Une fois cette opération réalisée, le cardiologue déclarera au malade qu'il est guéri. On ne peut pas dire qu'il ait tort. Le malade est, selon moi, « réparé », donc à l'issue de l'angioplastie on peut effectivement dire qu'il est guéri. Mais j'émettrai deux objections : la première est qu'il peut y avoir de nouveau un rétrécissement du calibre de la coronaire dû à une altération du stent. On se retrouve quasiment au point de départ. Dans les années 90, le taux de resténose se situait probablement entre 30 et 50%, actuellement il est, avec l'apparition de stents « améliorés », probablement inférieur à 10%. Mais quand même ! La deuxième objection, et non la moindre, se situe du côté du patient. Il sait qu'il a été victime d'un infarctus du myocarde, par conséquent cela peut récidiver, il peut y avoir, on l'a vu, une complication sur le stent… Bref, on lui dit qu'il est guéri, mais lui sait pertinemment qu'il a « une épée de Damoclès » au-dessus de la tête.

Mais invoquer la guérison constitue dans le discours du médecin une fin de non-recevoir vis-à-vis de l'irruption possible du malade comme sujet. Car, tomber malade constitue pour celui qui y tombe une possible ouverture au discours. D'ailleurs cette réunion se termina très mal et le néphrologue, après l'intervention de Lacan déclara que c'était un « échec complet. »

Eh bien, je trouve cela très dommage. Il me semble utile de rectifier dans deux directions.

Premièrement, il me paraît indispensable que les médecins, sans, naturellement, qu'ils deviennent psychanalystes, car c'est une activité à laquelle il faut se consacrer « corps et âme » (pour être bien dans la tonalité de ce chapitre), reçoivent un enseignement minimal sur les catégories qui fondent la psychanalyse (particulièrement dans son lien à l'activité du médecin) : transfert, bénéfices de la maladie, régression. Qu'ils acquièrent donc une culture psychanalytique minimale.

Et que deuxièmement, la médecine lorsqu'elle fait appel à la psychanalyse, ne considère pas que celle-ci est à son service (l'inverse est vrai également). La médecine et la psychanalyse sont en désaccord. Je dirai que c'est presque un désaccord radical : l'enjeu de la psychanalyse c'est le sujet, le but de la médecine c'est le soin au malade. Ce désaccord est structurel. Il porte sur le sujet. Le sujet est absent dans la médecine. Qu'advienne le sujet est au cœur de la pratique psychanalytique. Mais ce désaccord doit être respecté et fructueux. Puisque nous sommes en désaccord, travaillons ensemble. Travailler ensemble afin que, et c'est de cela que les médecins doivent prendre conscience, le manque de la médecine, qui est l'absentement du sujet, puisse devenir l'affaire de quelqu'un ou plutôt du couple analyste et patient. Encore faut-il que le (les) médecin(s) admette(nt) avec humilité que la médecine génère un manque, celui que je viens d'évoquer.

CHAPITRE 23

La médecine n'est pas Dieu

J'ai entendu fréquemment dans ma carrière de médecin (j'étais à la fois médecin généraliste dans une banlieue populaire du Sud de Paris et médecin gériatre dans un hôpital gériatrique du centre de Paris ainsi que médiateur médical dans le même établissement) des propos qui me semblaient d'une telle absurdité qu'ils m'en laissaient pantois. En même temps que leur réitération par différentes personnes m'a tellement intrigué que je me suis dit que les qualifier d'absurdes ne pouvait en aucun cas éclairer la raison pour laquelle ils étaient prononcés. Trois exemples émanant de la même source : les enfants de patients âgés dont j'avais à m'occuper dans le cadre de mon activité de gériatre.

Premier exemple : « Je vous préviens, Docteur, si ma mère meurt, je porte plainte ». La mère dont il est question avait alors 95 ans. Que signifie donc cette menace, car c'en est une ? Elle signifie que la personne qui l'a prononcée a repris à son compte en l'intégrant totalement un discours médical qui est, certes, en perte de vitesse actuellement mais qui a fait les beaux jours des plateaux TV dans les années 2000-2010. Ce discours, pas toujours explicite d'ailleurs, pose qu'on peut avoir raison de tout ce qui arrive dans le vieillissement et que le commun des mortels perçoit comme une perte ou un inconvénient.

Dans le « on » (peut avoir raison…), il faut entendre la somme de deux choses. Ces deux choses sont : premièrement la médecine qui, de fait nie le vieillissement, transforme les pertes (mnésiques, par exemple) en maladie (en l'occurrence d'Alzheimer) dont la médecine finira bien par venir à bout car elle vient à bout de tout (c'est du moins dans cette illusion que nous sommes entretenus). Il faut noter, et c'est absolument fondamental pour la compréhension de ce qui a eu lieu, que s'est opéré à la fin du XXème siècle une opération lexicale dont l'importance extrême n'a pas été perçue sur le moment. Cette opération a consisté à transformer le vocable : « démence sénile de type Alzheimer » en « maladie d'Alzheimer ». Car la dénomination antérieure attribuant à juste titre le déclin intellectuel et cognitif à la vieillesse a été remplacée par une qualification relevant strictement de la médecine. Ce qui était un effet du vieillissement est devenu une maladie. Il s'est agi, réellement, d'un changement de paradigme. La tentation prométhéenne était alors à portée de main. Mais le temps qui s'est écoulé depuis prouve chaque jour davantage que cela n'était qu'une illusion.

Le deuxième volet du « on » qui, s'il se met à collaborer ou à coopérer avec la médecine, nous promet des lendemains grandioses et un avenir radieux, c'est vous. Si VOUS adhérez au discours lénifiant et d'un « optimisme » déraisonnable de certains médecins et que vous suivez ses recommandations : faites ceci, ne faites pas cela… Alors vous est promis un futur paradisiaque qui a pour nom « le bien-vieillir ». Mais « bien-vieillir » pour quoi faire ? Car, indubitablement, à ce stade du raisonnement on ne peut échapper à la question fatidique du sens. Quel est le sens de ce « bien-vieillir » et par voie de conséquence quel sens global donne-t-il à la vie ? Je crains que ce ne soit assez médiocre. Et que le sens qui nous est ici proposé ne soit que purement quantitatif : rajouter quelques années à une existence dont la seule justification serait de persévérer dans son être.

Deuxième exemple : « Ma mère est encore tombée hier. Cela fait trois fois en un mois. Et pourquoi tombe-t-elle ? » Sous-entendu : « Que fait la médecine ? Incapable d'empêcher les vieux de tomber ? ». Deux constats, selon moi : la représentation de la médecine chez certains est telle qu'elle a remplacé Dieu. Elle voit tout, elle sait tout, elle peut tout. Deuxièmement par voie de conséquence, on en vient à nier le phénomène du vieillissement, donc à évacuer la question de la mort. Sous une modalité différente, c'est une position absolument homogène à celle du premier exemple. Mais en même temps porteuse de violence à l'encontre de celui (ou celle) qui a eu le malheur de tomber. « Pourquoi vous ne l'attachez pas, ça l'empêcherait de tomber ? ». Autrement dit, l'escarre plutôt que la fracture. A la différence majeure qu'on aura privé le vieillard de sa liberté de circuler.

Troisième exemple : aux membres de la famille que l'on informe du refus alimentaire de leur parent âgé, il nous est relativement fréquemment répondu : « Mais il faut le forcer à manger ! ». C'est ce que j'appelle le « syndrome du pizzaïolo » (Enfournez, enfournez). Dans le même registre, on entend souvent aussi à propos d'un vieillard grabataire : « Mais il faut le faire marcher. » Ces différents exemples sont une suite d'injonctions. « Il faut, il faut, il faut... » La tyrannie de l'injonction. Mais laissez-les donc, ces pauvres vieux, finir leur vie tranquillement en cessant de les brutaliser, de les persécuter. S'ils n'ont plus envie de manger, de marcher, qu'on les laisse tranquilles. Ils n'ont peut-être pas envie de mourir, mais ils n'ont peut-être pas davantage envie de continuer à vivre.

CHAPITRE 24

Médecine et culture

J'attire rapidement l'attention du lecteur sur le caractère socialement et historiquement connoté du symptôme tel que le patient le rapporte au médecin. L'expression du symptôme est médiée par la représentation qu'a le patient de la médecine et de la maladie.

J'ai travaillé quelques temps dans le Sud de la Mauritanie, mais je pense que ce que je vais rapporter peut être extrapolé à toutes les populations qui vivent dans la région du Sahel. Ainsi, j'ai été frappé de ce que disent les mamans de leur enfant lorsque celui-ci a la diarrhée. Elles disent toutes : « Il a le ventre qui coule ». Je n'ai d'emblée guère prêté attention à ce genre de propos. Et puis je me suis rendu compte qu'il y avait une incompréhension manifeste entre moi et les mères de famille lorsque je leur expliquais la nécessité qu'il y avait de réhydrater leur enfant qui avait la diarrhée. La raison en est claire. Les mamans pensent que leur enfant, lorsqu'il a la diarrhée, évacue le « trop-plein » d'eau ou de liquide présent dans son intestin. La diarrhée serait donc un mécanisme régulateur. L'idée de réhydrater est, dans cette vision des choses, évidemment absurde.

CHAPITRE 25

Eléments de démographie médicale.

En quoi cela n'arrange pas les affaires de la clinique ?

Les études médicales ont donné lieu au milieu des années 90 à l'application d'un numerus clausus extrêmement drastique en fin de première année qui a fait tomber dix ans après, au moment de l'obtention du diplôme, le nombre de médecins diplômés de 8500 environ qu'ils étaient dans les années 80 à 3500. Depuis le début des années 2000 le numerus clausus a été allégé et l'on assiste désormais à l'apparition de médecins diplômés en plus grand nombre. Néanmoins, ceci explique la difficulté qu'il y a aujourd'hui à trouver un médecin.

Pourquoi cet état de fait ? Ces restrictions du nombre d'étudiants admis en deuxième année à l'issue du concours qui survient à la fin de la première année ont été décidées dès le début des années 70 par le gouvernement de l'époque avec la bénédiction du Conseil de l'Ordre des Médecins et de la Sécurité Sociale. Cela pour une raison officielle et pour deux raisons inavouées. La raison officielle était qu'il devait y avoir adéquation entre le nombre d'étudiants parvenant en deuxième cycle des études, donc commençant à voir des malades dans les services hospitaliers, et les possibilités de formation de ceux-ci. Les raisons inavouées sont les suivantes : plus il y a de médecins et plus il y a de concurrence entre eux donc, conflits et éventuellement baisse de leur niveau de vie. Ce qui n'était pas du goût de l'Ordre qui y a mis le holà. D'autre part, moins il y a de médecins, moins il y a de concurrence entre eux, moins ils sont tenus de surenchérir pour capter le client, donc moins ils sont dépensiers. Il y a moins de médecins, de surcroît moins de dépenses par médecin, c'est donc tout bénéfice pour les comptes publics. D'où l'approbation de la Sécurité Sociale. D'où également les difficultés actuelles.

Difficultés de plusieurs ordres. D'une part, cela peut constituer un véritable parcours du combattant de trouver un médecin dans le moment présent. Et il existe des situations où cela devient même une gageure : trouver un médecin dans les campagnes ou dans les banlieues populaires devient mission impossible ou quasi-impossible. La deuxième raison est celle que je viens d'évoquer : certaines zones du territoire français sont devenues de vrais déserts médicaux et il devient nécessaire de parcourir plusieurs dizaines de kilomètres pour se rendre à la consultation du médecin généraliste. D'autant qu'il y a quelques années les internes en médecine se sont mis en grève pour signifier qu'ils n'iraient pas exercer dans les zones reculées. Autrement dit qu'ils refusaient de pratiquer là où il y a des malades et où leur compétence est sollicitée. Qu'y aurait-il de choquant, étant entendu que les études sont quasiment gratuites en France, d'imposer pendant une courte période de deux ou trois ans que les médecins récemment diplômés exercent leur savoir dans les zones qui ne disposent pas d'un médecin ? Enfin, le nombre de médecins en activité étant, pour l'instant, encore en baisse et le nombre de patients étant, au minimum, stable, voire en augmentation, il est simple de comprendre que le temps accordé au malade en consultation ne peut que diminuer. Avec comme conséquence qu'on n'a plus le temps d'effectuer correctement son travail, qu'on a tendance à bâcler donc à raccourcir le temps consacré à l'examen clinique et à demander à tout-va, en désespoir de cause, pléthore d'examens complémentaires. Et raccourcir aussi, bien évidemment, le temps consacré à l'écoute. Ce qui va dans le sens inverse de ce que tout ce texte a développé. Mais c'est ainsi, hélas !

Il faut évoquer un autre aspect des études médicales : la quantité d'informations que doit assimiler l'étudiant est considérable, de plus lorsqu'il devient étudiant hospitalier à son arrivée en deuxième cycle, il a un surcroît de travail. Il doit tenir les dossiers des quelques malades dont il est responsable, effectuer des gardes… Ça ne lui laisse guère de temps pour améliorer son niveau de culture générale.

La clinique et la relation médecin-malade aujourd'hui

(Ou : Si la clinique meurt, la médecine meurt aussi)

Table des matières :

Chapitre 1 : page 7

La clinique et la relation médecin malade aujourd'hui. Constat introductif : la technologie s'immisce partout menaçant gravement la clinique et la relation médecin-malade.

Chapitre 2 : page 9

Cette mort n'est-elle pas une mort annoncée ? Où l'on comprend, à la lecture de « Naissance de la Clinique » de Michel Foucault que chaque fois que la médecine avance dans la connaissance des maladies elle doit mettre le malade à l'écart, mettant ainsi en péril la relation médecin-malade.

Chapitre 3 : page 13

Eloge de l'examen clinique. Ne pas céder sur le maintien de l'examen clinique est la condition indispensable pour que perdure la relation médecin-malade. Quel que soit le mode d'exercice médical, généraliste ou spécialiste, qu'il s'agisse de malades avec ou sans diagnostic. La clinique accordera une grande part à l'interrogatoire (qu'on préfère intituler « écoute »), d'où se déduira l'examen clinique ciblé. Et ensuite, le raisonnement médical.

Chapitre 4 : page 41

Eloge des bons cliniciens. Le bon clinicien pratiquera l'examen clinique, il sera modeste et tirera autant que possible les leçons de ce qu'il ignore ou de ce qu'il a raté.

Chapitre 5 : page 43

Disease ou illness, ou les deux ? Disease et illness sont deux des trois mots de la langue anglaise qui désignent la « maladie ». Disease : la maladie selon le médecin ; illness : la maladie selon le malade. Tenter de les réunir et non les opposer.

Chapitre 6 : page 51

Unité et non-unité de la médecine. Qu'est ce qui fait l'unité de la médecine ? Il s'agit d'une activité humaine dont la spécificité est le soin qu'elle apporte aux malades.

Qu'est ce qui fait sa non-unité ? C'est sa conception plurielle de la maladie. Désordre interne, écart par rapport à une norme, nous dit Claude Bernard. Action délétère d'un microorganisme extérieur selon Pasteur. Et à part la maladie mentale.

Chapitre 7 : page 55

Les naufragés de la nouvelle psychiatrie. On assiste, dans le domaine de la psychiatrie, à un formidable retour en arrière. Tant intellectuel que moral. Avec la prétention de la psychiatrie américaine académique de régner sans partage sur le soin aux malades mentaux.

Chapitre 8 : page 61

Que nous enseigne l'étude du diabète ? Pour ce qui concerne le (ou les) diabète (s), comme dans d'autres situations fréquentes (Hypertension artérielle, anomalie du cholestérol…), il y a fréquemment confusion entre une anomalie biologique et une pathologie. Je tenterai d'expliquer les liens entre facteur de risque et pathologie.

Chapitre 9 : page 67

Humain trop humain, ou la juste distance ? Il ne faut pas être trop loin de son patient, il ne faut pas être trop près non plus. Le bon équilibre a peut-être pour nom : « empathie »

Chapitre 10 : page 71

La toute-puissance médicale. La notion de toute-puissance (entre autres choses) convoque la catégorie de progrès et la pervertit en allant, de façon implicite, jusqu'à envisager que la médecine triomphe un jour de la mort.

Chapitre 11 : page 77

Les questions autour de la mort : acharnement, soins palliatifs, euthanasie. Ces questions très complexes renvoient à la conception qu'ont les uns et les autres de la médecine. Elles renvoient aussi à la contradiction permanente entre deux points de vue qui ne cessent de s'opposer : celui du malade (illness) et celui du médecin (disease). La médecine est curative pendant un temps. Elle ne l'est pas éternellement. La médecine palliative est une médecine à part entière. On s'interrogera sur le « droit à la mort ».

Chapitre 12 : page 85

Au nom de la sécurité, y compris pour les bien-portants, la médecine s'introduit dans tous les domaines de la vie des gens. Désormais, plus rien de la vie des gens n'échappe à une forme de contrôle de la médecine : que ce soit les habitudes de vie, les addictions, la sexualité, la grossesse et l'accouchement, la vieillesse et la mort. Il s'agit là d'une mainmise moralisatrice que rien ne justifie à part le désir de prolonger le nombre d'années de vie.

Chapitre 13 : page 91

La pauvreté culturelle des médecins. Ce n'est pas un jugement méprisant. C'est un peu l'époque. Les études quelles qu'elles soient sont de plus techniques et spécialisées et ce, dès le lycée voire le collège. Les programmes sont lourds, particulièrement en faculté de médecine, ne laissant que peu de temps pour aller se perdre dans les méandres de l'art, de la littérature ou de la science. Pour un médecin un regard sur ses patients qui ne soit pas strictement médical est, néanmoins, d'une extrême importance.

Chapitre 14 : page 101

Les niveaux de preuve en médecine : un discours non-scientifique. Les niveaux de preuve (A, B, C et consensus d'experts) de par leur aspect définitif quel leur confère l'autorité « indiscutable » de la statistique, au demeurant discipline non explicative, ne leur permet pas d'accéder au statut de démarche scientifique. C'est, au mieux, une tentative de rationalisation de la décision médicale.

Chapitre 15 : page 109

« Ouvrez quelques cadavres ». Ce mot d'ordre de Xavier Bichat proclamé tout au long de sa courte carrière constitue le titre d'un chapitre de la « Naissance de la Clinique » de Michel Foucault. Selon Foucault, il inaugure la troisième période de la naissance de la clinique : celle où la médecine repose sur l'anatomopathologie.

Chapitre 16 : page 115

Précisions sur l'effet placebo. Le médicament « placebo » constitue un mystère. Pour beaucoup de médecins, ils le prescrivent en « désespoir de cause » pour se débarrasser des patients dont ils ne savent pas quoi faire. En fait, il s'agit d'un médicament non-spécifique qui améliore nombre de situations dans différents domaines.

Chapitre 17 : page 121

« L'évaluation », symptôme d'une régression intellectuelle de la médecine. Où l'on tentera de montrer que l'évaluation déborde actuellement largement le champ de la médecine et que dans le champ même de la médecine elle remplace progressivement la clinique.

Chapitre 18 : page 127

Prévention, dépistage, vaccinations. « Les effets de la médecine de prévention restent largement à démontrer » et « Les harangues sur la généralisation du dépistage apparaissent un peu vains » : 2 phrases de Didier Sicard ancien chef du service de Médecine Interne de l'hôpital Cochin à Paris et ancien président du Comité Consultatif National d'Ethique. Quant aux vaccins ce sont les médicaments qui bénéficient de la meilleure balance bénéfices-risques.

Chapitre 19 : page 137

La douleur. Certainement le premier motif de consultation en médecine générale tout comme aux urgences hospitalières. Délaissée jusqu'à une époque récente, elle commence à susciter un intérêt grandissant. Il faut que la clinique y prenne toute sa place et ne jamais oublier qu'avant la thérapeutique il faut un diagnostic.

Chapitre 20 : page 143

Difficultés de tenir le point de la clinique en médecine gériatrique. L'interrogatoire et l'examen clinique se heurtent à des difficultés en médecine gériatrique. La présentation des maladies est trompeuse. Le modèle de Jean Pierre Bouchon (1 + 2 + 3) permet de débrouiller bien des situations.

Chapitre 21 : page 149

L'expérience des Groupes Balint. C'est une expérience fort enrichissante que d'évoquer entre collègues des difficultés dans la relation avec un patient (à propos d'un cas qu'on expose) afin de tenter collectivement de sortir de cette impasse provisoire.

Chapitre 22 : page 159

La question du corps. « La médecine sans le corps » livre de Didier Sicard. Les interdits à propos du corps (dissection). Le corps selon la médecine ou selon la psychanalyse

Chapitre 23 : page 169

La médecine n'est pas Dieu. Dans l'esprit d'un large public la science (qui inclut la médecine) a remplacé Dieu. C'est méconnaître totalement la nature de la démarche scientifique et l'activité du médecin.

Chapitre 24 : page 173

Médecine et culture. Le ou les symptômes présentés et décrits par les malades s'inscrivent toujours dans une historicité et une culture spécifiées.

Chapitre 25 : page 175

Eléments de démographie médicale : en quoi cela n'arrange pas les affaires de la clinique. La réduction drastique au début des années 2000 du nombre de médecins formés a été telle que le nombre de patients que chaque médecin voyait par jour ne permettait pas globalement une excellente clinique. Espérons que l'avenir sera meilleur.

Conclusion :

La médecine actuelle, si elle veut perdurer, doit s'appuyer de façon conjointe sur Claude Bernard, Xavier Bichat et Michael Balint

« De même que l'on ne saisit l'importance d'une bonne santé qu'après être tombé malade, ce n'est qu'en prenant de l'âge qu'on comprend la valeur de la jeunesse »
Hideo Okuda

Glossaire

ADN : acide désoxyribonucléique constituant des chromosomes présents dans le noyau des cellules et porteur du code génétique.

Anatomo-pathologie : description généralement sous microscope des anomalies des tissus et des cellules liées à une maladie.

Auscultation : l'invention par Laennec (1781-1826) du stéthoscope a permis l'auscultation du cœur, des poumons, des trajets artériels à la recherche d'anomalies.

Clinique, examen clinique : d'un mot latin qui signifie « au lit du malade ». Il est donc question de l'examen au lit du malade. Et non de l'établissement de soins privé.

Diagnostic : vient du grec et désigne la connaissance. Capacité à connaitre la raison d'un dysfonctionnement.

Diastole : une des deux phases de la révolution cardiaque. La valve mitrale (entre oreillette et ventricule) est ouverte permettant le remplissage du ventricule par le sang provenant de l'oreillette. La valve aortique est fermée.

DSM : Diagnostic and Statistical Manuel. Listing « décrivant et classant les troubles mentaux » selon l'Association américaine de psychiatrie.

Echographie : méthode radiologique permettant l'exploration de la plupart des organes au moyen d'ultrasons.

Etude cas-témoins épidémiologique : enquête étiologique rétrospective qui, après avoir sélectionné des patients présentant une maladie précisément diagnostiquée (cas) et des personnes ne présentant pas cette même maladie (témoins), cherche à mettre en évidence, à partir des antécédents des cas et des témoins, un lien, objectivé par le calcul d'un odds ratio, entre une exposition à un ou plusieurs facteurs par le passé et la maladie actuellement diagnostiquée,

Etude de cohorte épidémiologique : enquête étiologique prospective qui va suivre un ou plusieurs groupes de personnes exposés à un facteur potentiellement à risque de maladie et un groupe de personnes non exposées à ce même facteur (toutes ces personnes étant indemnes à l'inclusion de cette maladie et ne différant que sur le fait d'être exposé ou non) jusqu'à un temps nécessaire et suffisant pour que la maladie si elle doit survenir puisse survenir. Au terme de l'étude, un lien entre le facteur d'exposition et la survenue de la maladie est recherché par le calcul d'un risque relatif.

Fièvre tierce, fièvre quarte : fièvre qui apparait un jour sur deux ou un jour sur trois : permet en particulier d'orienter vers telle ou telle forme de paludisme.

Fuite aortique : défaut de fermeture de la valve aortique provoquant en diastole une régurgitation du sang de l'aorte vers le ventricule.

Hématurie : émission de sang dans les urines.

Hépatite B et C : affections du foie dues au virus B et C. Dans un cas comme dans l'autre mais avec des proportions différentes, l'hépatite peut devenir chronique exposant au risque de cirrhose et de cancer du foie.

Hippocrate (460-377 av JC) : le médecin le plus fameux de l'Antiquité, considéré comme le père de la médecine, renommé par la transmission de son savoir par ses écrits et par ses observations rigoureuses. Introduit la rationalité en médecine contre ses aspects magiques antérieurs.

Iatrogène, iatrogénie : trouble ou maladie provoquée par un médicament ou un acte médical, en dehors même d'une faute médicale.

INSERM : Institut National de la Santé Et de la Recherche Médicale.

IRM : méthode permettant d'obtenir des images à partir de la résonance magnétique nucléaire.

Maladie de Basedow : forme particulière d'hyperthyroïdie associée à un goitre homogène et fréquemment à une exophtalmie.

Méta-analyse : méthode d'évaluation statistique systématique, organisée, structurée et précise combinant les effectifs et les résultats de plusieurs études indépendantes portant sur un problème médical afin d'obtenir une conclusion globale de ces mêmes études publiées qui, prises une à une, concluent, parfois, à des résultats contradictoires.

Microangiopathie : « marque de fabrique » du diabète. Lésions spécifiques des petits vaisseaux, consécutives au diabète, évaluables en particulier au niveau de la rétine et du rein.

Nosographie : il s'agit de la classification des maladies.

Nudge : « coup de pouce » destiné à modifier de façon inconsciente nos comportements.

Œdème, subœdème : l'œdème pulmonaire est consécutif à une insuffisance ventriculaire gauche qui a pour conséquence une inondation des alvéoles pulmonaires en amont.

Physiologie, physiopathologie : la physiologie étudie les mécanismes normaux du fonctionnement des différents organes et la physiopathologie ses anomalies.

Praxies : capacité à effectuer les gestes à même de réaliser un objectif.

Rachis : totalité de la colonne vertébrale

Rétrécissement aortique : plus exactement de la valve aortique, provoquant une difficulté à l'éjection du sang du ventricule vers l'aorte pendant la systole.

Sémiologie : recherche par l'examen clinique de signes pouvant contribuer à établir le diagnostic.

Signe de Babinski : recherché dans le cadre de l'examen neurologique (stimulation de la plante du pied).

Souffle : anomalie découverte à l'auscultation. Un souffle cardiaque, par exemple, indique le rétrécissement d'un orifice ou bien un orifice non continent.

Systole : une des deux phases de la révolution cardiaque. La valve mitrale (qui sépare l'oreillette du ventricule) est fermée, le ventricule éjecte le sang dans l'aorte et l'oreillette se remplit.

Thyroïde : organe de la forme d'un papillon situé à la face antérieure du cou sous la pomme d'Adam. Producteur d'hormones qui agissent sur la plupart des organes d'un individu. En cas de dysfonctionnement (hypo ou hyper) générateur de symptômes les plus variés.

Trouble du rythme cardiaque : Toute irrégularité par rapport à un rythme du cœur régulier. Domaine d'une extraordinaire complexité nécessitant le plus souvent des investigations sophistiquées.

Je voudrais remercier

Judith Balso, écrivain,

Maria Da Silva, médecin généraliste,

Jean François Doubrère, neurologue,

Claude Edery, directeur d'hôpital,

André Grimaldi, diabétologue professeur de médecine,

Yves Kagan, médecin interniste et gériatre,

Khaled Lanouar, cardiologue,

Patrick Linx, psychologue-psychanalyste,

Rémy Morello, médecin statisticien,

Aimée Redondo, neurochirurgienne professeur de médecine,

Katherine Rey, artiste peintre,

Jelena Rosic, psychologue,

Laurence Sriber, psychiatre

Hamdane Tandjaoui, pneumologue,

Yacine Tandjaoui-Lambiotte, réanimateur

Sally Viquesnel, sage-femme

pour l'aide qu'ils m'ont apportée.

Structures éditoriales du groupe L'Harmattan

L'Harmattan Italie
Via degli Artisti, 15
10124 Torino
harmattan.italia@gmail.com

L'Harmattan Hongrie
Kossuth l. u. 14-16.
1053 Budapest
harmattan@harmattan.hu

L'Harmattan Sénégal
10 VDN en face Mermoz
BP 45034 Dakar-Fann
senharmattan@gmail.com

L'Harmattan Cameroun
TSINGA/FECAFOOT
BP 11486 Yaoundé
inkoukam@gmail.com

L'Harmattan Burkina Faso
Achille Somé – tengnule@hotmail.fr

L'Harmattan Guinée
Almamya, rue KA 028 OKB Agency
BP 3470 Conakry
harmattanguinee@yahoo.fr

L'Harmattan RDC
185, avenue Nyangwe
Commune de Lingwala – Kinshasa
matangilamusadila@yahoo.fr

L'Harmattan Congo
67, boulevard Denis-Sassou-N'Guesso
BP 2874 Brazzaville
harmattan.congo@yahoo.fr

L'Harmattan Mali
ACI 2000 - Immeuble Mgr Jean Marie Cisse
Bureau 10
BP 145 Bamako-Mali
mali@harmattan.fr

L'Harmattan Togo
Djidjole – Lomé
Maison Amela
face EPP BATOME
ddamela@aol.com

L'Harmattan Côte d'Ivoire
Résidence Karl – Cité des Arts
Abidjan-Cocody
03 BP 1588 Abidjan
espace_harmattan.ci@hotmail.fr

Nos librairies en France

Librairie internationale
16, rue des Écoles
75005 Paris
librairie.internationale@harmattan.fr
01 40 46 79 11
www.librairieharmattan.com

Librairie des savoirs
21, rue des Écoles
75005 Paris
librairie.sh@harmattan.fr
01 46 34 13 71
www.librairieharmattansh.com

Librairie Le Lucernaire
53, rue Notre-Dame-des-Champs
75006 Paris
librairie@lucernaire.fr
01 42 22 67 13

www.ingramcontent.com/pod-product-compliance
Lightning Source LLC
LaVergne TN
LVHW010931051026
849532LV00003B/943
9782343250601